胃，你好吗

田艳涛 著

人民卫生出版社

·北 京·

图书在版编目（CIP）数据

胃，你好吗 / 田艳涛著 . —北京：人民卫生出版社，2022.8（2024.11 重印）

ISBN 978-7-117-33373-3

I . ①胃… Ⅱ . ①田… Ⅲ . ①益胃 – 基本知识 Ⅳ . ①R256.3

中国版本图书馆 CIP 数据核字（2022）第 126848 号

胃，你好吗

Wei，Nihaoma

著　　者	田艳涛	
出版发行	人民卫生出版社（中继线 010-59780011）	
地　　址	北京市朝阳区潘家园南里 19 号	
邮　　编	100021	
印　　刷	北京盛通印刷股份有限公司	
经　　销	新华书店	
开　　本	710 × 1000　1/16　　印张：17	
字　　数	196 千字	
版　　次	2022 年 8 月第 1 版	
印　　次	2024 年 11 月第 6 次印刷	
标准书号	ISBN 978-7-117-33373-3	
定　　价	59.00 元	

E – mail　pmph @ pmph.com

购书热线　010-59787592　010-59787584　010-65264830

打击盗版举报电话：010-59787491　　E-mail：WQ @ pmph.com

质量问题联系电话：010-59787234　　E-mail：zhiliang @ pmph.com

数字融合服务电话：4001118166　　　E-mail：zengzhi @ pmph.com

序

肿瘤，已经成为困扰人类健康最主要的慢性疾病之一。人类的抗癌史，可以说是自人类发展以来最为长久、最为投入、最为广泛、最为壮烈的一场全民战争。尽管世界各国投入了巨量的人力、物力、财力，全球恶性肿瘤的总发病率和死亡率依然呈现逐年上升态势。世界卫生组织提出，人类癌症的三分之一可以通过积极健康生活方式有效预防，也可以说，健康正确的生活方式是预防肿瘤发生最主动、最实惠、最廉价、最高效的手段，如何让人们自觉改变固守的传统生活习惯，接受正确健康全新的生活习惯与模式，肿瘤科普毫无疑问在其中起到至关重要的作用。肿瘤科普不是单纯的知识普及，需要方方面面现存资源的整合和背后强大的学术支撑，形成一个自上而下的广泛群众运动，包括顶层设计、领导支持、媒体参与、专家讲解，最重要者必须要有广大群众的自觉热情参与。通过科普活动，能让广大群体防患于未然，从源头上降低肿瘤发生率，才能达到想要达到的效果，此为国家肿瘤防控战略实施中极其重要的一环。

战胜癌症的未来之路究竟在哪里？我的回答是——**整合医学，科普先行**。

整合医学就是从多学科多团队的协同实践中总结而来的，整合医学是研究医学知识的本质特征、形成方法和价值取向的知识论和方法学；是指导医生合理应用医学知识、正确防治疾病的认识论和方法学；是利用现有普通医学知识、凝聚和创造更高层次医学知识的知识论。我们可以充满自信地说疾病的整合诊治是未来医学发展的方向，肿瘤医学的专家学者需要有整合医学的思维，不仅要整合医学研究、医学教育、医疗服务，而且要整合预防医学，整合肿瘤的科普宣教，形成整合医学的知识体系，才能应对未来。

在不同专业权威专家的引领下，通过多种多样的肿瘤防治科普活动，不断更新理念，用科学理性的态度对待癌症的发生与发展、治疗与康复。肿瘤的诊断与治疗手段可以说是日新月异，但抗击和战胜肿瘤，不仅靠外在的各种治疗手段，更重要的是激发患者的人体自然力，包括自主生成力、自相耦合力、自发修复力、自由代谢力、自控平衡力、自我保护力以及精神统控力，我们常说内因决定外因，如果充分调动存在于自身机体的这几种内在力量，相信会对抵抗、治疗包含癌症在内的多种病症带来巨大帮助。田艳涛教授的一篇网络科普文章《胃病竟然是"精神病"！您信吗？》引起广大网友的共鸣和热议，正是因为人的精神状态对于肿瘤发生的影响和抗击癌症的重要作用。毫无疑问，要保持乐观健康的心态对于肿瘤患者乃至普通大众至关重要。

田艳涛教授作为中国抗癌协会科普专业委员会的主任委员，正在孜孜不倦地为推动肿瘤科普贡献力量。欣闻艳涛教授的科普新书《胃，你好吗》即将在人民卫生出版社出版发行，这本书不仅是一本讲胃癌的科普书，而且更贴合普通社会大众，贴近个人的日常生活场景。全书语言风趣幽默，通俗易懂，既有趣味性，又有权威期刊文献支撑，保证了其学术性、权威性。艳涛教授先前创作出版《漫画胃癌防治》和《你不了解的胃癌》，这两本科普书在各大学会先后获奖，在社会上反响非常热烈，相信在艳涛教授的精心创作下，一定能为读者带来一本妙趣横生、不落窠臼的科普读物。

是为序。

中国抗癌协会理事长

中国工程院院士

前言

胃，可以说是一个默默无闻的"劳模"，是一个谁都离不开，却也最容易被忽视的器官。只有当胃不舒服或者不能正常吃喝时，人们才会留意它的存在，每当此时，个中痛苦也只有当事人自己知道，脱口而出的便会是："我今天胃怎么这么不舒服……"有一位亲自手术治疗过患者的事儿一直都让我难以忘怀。她是一位干练漂亮的公司白领，二十七八岁的样子，因为胃癌不得不做全胃切除，虽然手术获得了成功，她也获得了长期生存的权利，但生活质量却非常之低，只因为她的胃没有了，饮食习惯不得不改变，长期需要少食多餐，一天要吃五六顿饭。上班时，当团队要开会了，她却到点儿该去吃东西了，不得不说这确实影响了团队和她个人的工作效率。不仅如此，另外一个难言之隐也一直苦苦困扰着她，就是自从手术以后，她排气（俗称放屁）不仅次数多，而且奇臭无比。每每此时，她都感觉自己就像一个犯罪嫌疑人！单说这两点困扰，就让她非常痛苦，甚至毫不夸张地说可以毁掉她的职业生涯，让她随时想到退出职场。

胃，又是一个极其脆弱的"玻璃"器官，极易受到磕碰伤害，甚至多种貌似毫不相干的事儿也可能会伤及到它。比如吸烟，按照常理理解，受伤的不言而喻会是呼吸道。我在这里非常确切地告诉大家，吸烟同样会造成食管和胃的伤害以及贲门的松弛，更与胃癌、食管癌的发生密切相关。更重要的，常常有人说，胃是人体的第二大脑，确实不无道理。不管动物实验还是临床观察，都证明不良情绪会通过神经中枢及体液免疫等全身系统的改变最终造成胃黏膜组织的受伤，甚至癌变。你是否有这样的经历，因为一些生活琐事和别人怒目圆睁大吵一架，或者因与对方的观点相左而争个面红耳赤，愤怒之余，会感觉血脉偾张，头晕耳鸣，胸口"怦怦"跳？重点是您再想想接下来可能发生的事儿。中国有句古话，叫"气急攻心"，愤怒争执之后，您是否感觉自己的胃口变得很差，无论面对何种美食都感到索然无味兴致全无？这并非是一种简单的主观感受，实际上，人处于愤怒、抑郁、焦虑等不良情绪中时，胃黏膜也会受伤。因为胃肠道其实是人体情绪的一面"镜子"，人体的情绪状态与机体的消化系统、免疫系统、内分泌系统紧密联系。当人出现愤怒、焦虑、抑郁等不良情绪时，机体就会不可避免的经历一次"炎症风暴"，胃肠道受到冲击后产生一系列的变化，内在表现为胃肠道黏膜充血、水肿、糜烂甚至溃疡出血，消化蠕动功能紊乱，甚至停摆；外在则表现为反酸、嗳气等等自己可以体会得到的一系列的症状。

三十多年的消化肿瘤外科的工作生涯，亲眼目睹了太多的鲜活事例，我深深体会到对于胃的养护，人们确实存在诸多的误区。比如一个非常普遍的情况就是一旦出现胃部症状，不去想想诱因或者问题在哪，而是过多本能地想到依靠药物解决。我听到最多的一句话"大夫，我得吃点啥药？"其实，多数情况是因为生活工作压力过大或者面临一些重大变故等造成的胃暂时的不舒服，只要去除诱因，比如工作生活中着急上火的事儿解决了，胃自然而然就舒服了；一些与消化不良相关的坏习惯戒掉了，比如大酒不喝了，一天一包烟不吸了，胃也就舒服了。我刚刚在我的头条号"暖胃大叔田艳涛主任"上发表了一篇题目叫作《胃病竟然是"精神病"！您信吗？》的科普小文，发布不到 24 小时，阅读量突破了 5 万人次，留言数百条，究其原因，就是道出了大家的心声和痛点。其中一位叫"细品人生五味杂陈"的网友，写了一段话让我感慨万分："这篇文章的惊艳不亚于九阴真经，这位暖胃大叔道出了胃病真谛。读懂了这篇文章，至少应该有 50% 胃病患者会脱离苦海，并免于胃镜检查。在追求治愈癌症的各类方法中，找到发病的根本原因才是正解。必须为您点赞，因为您有良好的医德，敢于讲真话！"我真的受宠若惊，可爱的网友给我拔了高，上升了层次，其实，我只是说出了一位肿瘤外科医生的切身体会罢了。类似这样的互动会时时让我感动不已，更是我科普创作的不竭动力。

我本人是心甘情愿甚至是有些痴迷做医学科普的，我是从事胃癌胰腺癌外科专业的，见惯了中晚期肿瘤在治疗过程中多方的努力付出与艰辛，而发病率位居前三的胃癌又是一个典型的生活方式癌，完全可以通过科普改变大家的认知，比如改变吃饭的习惯，比如坚持使用公筷公勺就可以斩断多数幽门螺杆菌的传播，但是要改变固有的生活方式何其容易？我曾悄悄留意过，单说每次聚会使用公筷公勺这样一个简单的事，就因为餐厅服务员、聚会的朋友，当然还有自己，不用心去做，而在聚会接近尾声，往往最终功亏一篑，完全乱了套。所以，有关生活方式改变的科普，真的需要天天讲，时时讲，结合身边的生动案例，才有可能逐渐起到些作用。科普，看似简单，其实需要不断总结、创新，才能不断满足广大受众的不同需要。比如围绕胃癌的防治要点，如何变得既通俗易懂，又好学易记，经过多次修改，我终于提炼出《做到"五心"防胃癌》这样一个理念，分别是，情绪管理要"开心"，分餐用筷要"用心"，高危因素要"留心"，需做胃镜莫"担心"，胃癌患者有"信心"，比较巧妙地涵盖了胃癌防治的几乎全部要点。《做到"五心"防胃癌》在中央电视台、各大网络媒体、报刊杂志等多种媒体形式广泛传播，得到了大家的高度认同与共鸣。

我之前创作出版的《漫画胃癌防治》和《你所不了解的胃癌》两本科普书获得了很多的社会关注和大家的喜爱，同时也获得了许多奖项，有许多朋友通过这两本书收获了关于胃癌防治的实用知识，对胃癌有了更全面的了解。在这两本读物基础上，我希望将读者群体扩大到饱受胃病困扰的普通大众，用有趣又不乏干货的科普知识，让更多的人喜欢阅读、乐于接受。希望《胃，你好吗》作为胃癌防治科普三部曲的第三部，可以进一步为普通大众发挥更实际的科普作用。书中问题的来源很多都是网络中各位网友最关心点击量最高的问题，相信您对有关胃的各种困扰都可以在书中找到满意的答案，读此书，暖胃更暖心！

最后，感谢北京市科协出版基金的资助和时间表的提醒与督促，也感谢人民卫生出版社编辑老师的辛苦付出，才使得这本书如期问世。同时也感谢北京大学国际医院师稳再医生、北京中医药大学东方医院田桢医生和我的博士生胡海涛、马帅、刘昊、马福海、邵欣欣、李维坤、李洋、熊建平、康文哲等对文献资料的及时搜集查阅和整理。感谢钟宇新教授、和芳护士长在前期策划给予了诸多帮助与建议，大家的齐心努力，才让这本书及时与大家见面。尤其令我感动的是，在书稿即将成形，准备交付出版社排版印刷之时，得到中国抗癌协会理事长樊代明院士亲自作序，北京大学国际癌症研究院院长詹启敏院士和海军军医大学国家消化临床医学中心主任李兆申院士，以及我的好朋友著名癌症科普作家菠萝的真情推介。院士恩师前辈和网红科普达人的倾情推介令我深感激动的同时，更使我感觉到了做好科普的巨大压力与肩上的责任。最后一定要说，由于平时外科工作的繁忙、成书时间仓促、知识更新不及时等原因，出现一些错误也在所难免，请各位亲爱的读者朋友不吝赐教。

2022 年 6 月

目录

第四篇　**这些饮食，养胃还是伤胃**

第五篇　**远离高危因素**

第六篇　留心来自身体的微小信号

第九篇　**中医治胃篇**

第一篇

初探胃肠道

导　语

　　胃是我们体内的"劳模"器官，它是如此至关重要，每个人的一日三餐都离不开胃的消化吸收；而又是如此容易被人忽视，当人们大快朵颐时，几乎不会想到此时胃还在勤勤恳恳的工作。只有当胃不舒服或者不能正常吃喝时，人们才会留意它的存在。你可否想过，为什么牛有4个胃，而我们人类却只需要1个胃？为什么我们每个人都有长长的小肠和大肠，最长可达8米，究竟有什么作用？为什么餐桌上的美味佳肴，有些变成了人体内可吸收的营养物质，而有些则排出体外，这中间经历了什么？我们的胃肠道里还有大量的肠道菌群，肠道菌群和人体，谁才是实际的主人，而谁是寄居者？让我们一一揭晓谜团，一起探秘神奇而精妙的胃肠道。

01 胃有『两道门』『四层墙』

　　"胃"在日常生活中经常会被提及。诸如平时如何保养，病时如何治疗，已经是一些老生常谈的话题了。尤其是几乎每个人都会时不时挂在嘴边这一句话："这几天胃不舒服"。但对于"胃"到底长什么样子、是什么结构，很多非医疗领域的朋友估计还不甚了解，就更不用说胃的诸多功能了。今天我就带大家一起来看一看。

　　如果有哪位壮士坚持清醒状态下进行一次胃镜检查，并且眼睛可以盯着显示器看的话，随着胃镜前端的摄像头，会看到胃镜由口而入之后，经过一段狭长的"甬道"，来到一个紧闭的"舱门"，这个舱门便是胃的入口——贲门。贲门的"纪律性"很强，在它的控制下，食物经过都是有节律地单向放行。人们吞咽食物后，食物经过食管抵达贲门口，贲门口便会顺势舒张开，让食物进入胃腔中。一旦食物通过，它会迅速关闭舱门，保证胃内的食物不会反流回食管甚至口腔里。所以，只要贲门功能正常，你就算刚吃完东西，也可以放心大胆地平躺甚至倒立，不然空间站里的航天员就没法吃饭了。不过，这都是正常情况。如果你对贲门不友好，那它也就开始对工作不认真负责了。病理情况下，贲门的松紧度会打折扣，这类病人经常有饭后烧心的症状，这便是胃液以及食物由胃向食管甚至口腔反流的情况，即反流性食管炎、反流性咽炎，严重时会干扰生活状态，虽然不致命，但着实会很痛苦，甚至有朋友为此痛不欲生。所以，我们对于胃的这第一道门要格外重视，切勿干有害于贲门的事情，不然它一旦工作不认真，吃苦受累的可就是你了。

一旦过了贲门，便是别有洞天的大世界，仿佛置身迷宫一般，一道一道的沟壑像黄土高坡上此起彼伏的山梁一样绵延向远方。如果你的眼睛还跟随着胃镜的脚步，就会看到医生把镜头顺着这些崎岖小道一口气顶到头，这时又被另一个紧闭的环形舱门堵住了去路。你心里一定在想，这或许就是胃的尽头了？没错，这就是胃的出口——幽门。幽门的表面看起来稍微有点丑陋。胃里的沟沟坎坎最终都汇集到了这里，堆成了一圈不高不矮的"土圪垯堆"。定睛细看，这个圪垯堆中间有一个小眼，不过貌似什么都通过不了。你可能会好奇，胃里的食物要怎样才能从这么小的出口出去呢？别急，这时你应该能感觉到肚子胀起来了，这是医生在通过胃镜往胃里吹气，你的胃会像个气球一样慢慢鼓起来。这时，幽门这个圪垯堆逐渐展开了，中心的小眼慢慢放大，内镜医生便趁机钻过幽门，带你来到了另外一个世界——十二指肠。肠壁上浸满了金黄色的液体，没法看到尽头。对于十二指肠里的景致，咱们暂且按下不表，还是把镜头缩回到胃内，先把胃里的景色看个详细。

当胃已经被气吹起来时，你会发现胃里的那些沟壑变浅了，铺展开来后变成了粉扑扑、软绵绵、湿漉漉、滑溜溜的，这些就是胃的黏膜。黏膜上湿漉漉的就是分泌出来的胃液。这个东西可是酸极了，或许比你尝过的任何一种陈醋的酸度都要高。经过检测，每百毫升胃液中有 0.036～0.36 克盐酸。这些酸极了的胃液可是把双刃剑，既可以浸泡、腐蚀食物，将微生物杀死以保护人体免受微生物的侵袭感染，又可以损伤胃黏膜。不过胃黏膜也有自己的防护衣，它可以在自己周围分泌形成一层碱性液体缓冲，当胃液真的碰到黏膜时，酸已经被中和了，不会造成什么损伤。看来胃黏膜是有自己的金刚钻的，不然也不敢揽这瓷器活儿，盛着这么多胃酸到处逛荡，还若无其事。

但是，胃的黏膜看起来很娇嫩的样子，感觉稍微锐利的食物残渣就能把它划破，那胃岂不是就漏了？放心，黏膜只是胃的第一层，接下来一层才是胃壁中最吃劲的——黏膜下层。当然，这时肉眼是看不到黏膜下层的，需要医生为胃镜头端加装一个透视设备（超声胃镜）才能让你感受到胃壁深层组织的奥秘。超声胃镜下（图 1-1）可以看到，黏膜下层比较疏松，就像一层胶皮一样，韧度很高，其中分布着各种各样的管道，包括血管、神经、淋巴管。因此，胃溃疡时黏膜破了不要紧，一旦溃疡突破黏膜下层，那么胃出血就可能很快出现。而且溃疡腐蚀神经，疼痛也就伴随而来。此外，因为黏膜下层分布着丰富的淋巴管，所以胃癌只要局限在黏膜层，就是早期，一旦侵犯到黏膜下层，随之而来的转移风险便骤然增加了。因此，胃癌越早发现治

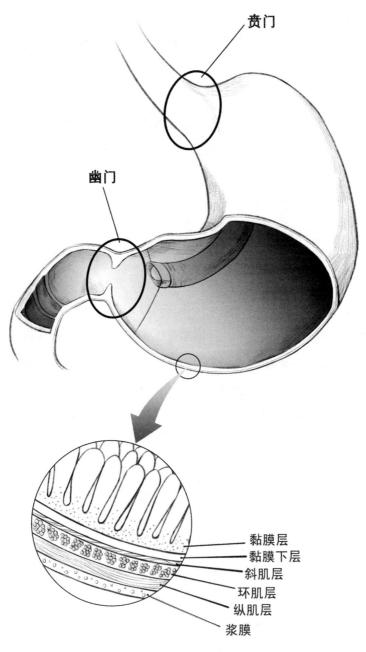

贲门

幽门

黏膜层
黏膜下层
斜肌层
环肌层
纵肌层
浆膜

图 1-1 超声胃镜

疗效果越好，一旦转移就愈发被动。

越过胃壁中提供支持力和血供的黏膜下层之后，会看到纵横交错的一层，就好像各种方向的毛线交织的毛衣一般，这就是胃壁的肌层。这些肌肉纤维分三层整合在了一起，最里面是斜行的，中间是环行的，最外面是纵行的，这样排列可是大有门道。胃是人体的食物搅拌破壁机，当食物经过牙齿的初步咀嚼之后，来到胃内还需要进一步搅拌研磨成糊状。尤其是有很多人喜欢狼吞虎咽，更需要在胃里把大块的食物捣碎，这就对胃的运动方式要求很高。胃要像破壁机一样上下左右来回搅动才有可能把食物捣成细末，而三层走行方向不同的肌肉配合起来就可以精确完成这项任务。当食物变成达标的糊状之后，这些糊糊会顺着一道道黏膜皱褶排列好，胃的三层肌肉再用非常顺滑的蠕动方式将其推挤到幽门并排入十二指肠内。

既然胃在工作时运动幅度这么大，那会不会对周围器官造成很大干扰呢？万一磕碰剐蹭就麻烦了。这些问题人体这个精妙的仪器早就预置处理了，胃的最外层——浆膜层充当了胃蠕动的保护膜。它的表面有浆液，可以保持胃外壁的光滑，减少胃蠕动时的摩擦损伤，就像发动机中的润滑油一样，让齿轮在高速运转的同时也不会损伤。

至此，胃的景观就基本领略完了。这毕竟是关乎我们"食为天"的地方，食物能否好好消化，全在胃内加工处理这一步，所以这里的"生态保护"工作非常重要。一旦胃的"生态平衡"遭到破坏，比如贲门关不紧、黏膜有溃疡等，那反酸、烧心、腹痛等不适感就随之而来了。这时不光吃不好喝不好，甚至出血、癌变这些危及生命的坏事也可能接踵而至。所以，爱胃护胃，任重道远。

02

为什么肠子这么长

广义上的肠子包括小肠和大肠，最长可达8米。

小肠分为十二指肠、空肠和回肠三部分。十二指肠作为承接胃内粗加工食物的第一站，需要将汇入的胆汁、胰液等液体充分融入食物碎末中，让食物中的糖分、蛋白质、脂肪可以充分地消化分解，以备吸收工作的顺利开展。空肠的肠壁更厚、肠腔更宽，可以靠更活跃的分节与摆动运动将食糜打散消化，不过吸收能力平平。回肠的肠壁稍薄、肠腔稍窄，运动能力弱一些，但吸收能力很强，营养物质更多在回肠中得到最终的吸收。

大肠分成盲肠（包括阑尾）、结肠（升结肠、横结肠、降结肠、乙状结肠）和直肠（包括肛管）三部分。结肠各区段的功能稍有不同。前半段结肠吸收水分和无机盐能力更强，到了后半段结肠时，食物残渣已经结成了固态的粪便。特别是乙状结肠，更多的是储存粪便的功能，待到时机合适时，再将粪便送至直肠排出体外。

上一篇我们已经全方位游览了胃的风景，走到幽门口时只让大家稍微瞅了一眼就暂停向前了。下面我们就继续向前一探究竟。提醒各位看官，备好旅行的"干粮"呦，接下来可是长途跋涉之旅。

还是让胃镜作导游，钻过幽门后带我们来到另外一个世界——十二指肠。这时，四周都沾满了金黄色的液体，这就是俗称"屎黄色"的直接来源，而且油腻腻的。哈哈，一种身临其境的感觉油然而生吧？其实，这油腻的感觉主要来源于胆汁中的胆固醇、卵磷脂等油性成分，这些东西可是下一步消化食物中脂肪的得力干将。

那么这些黄色液体是从哪来的呢？往十二指肠深处走，你会看到十二指肠腔侧壁上有个小孔，运气好时可能会看到有液体从中"喷"出。这就是十二指肠乳头，是胰管、胆管交汇后胰液、胆汁的排出口。就像全自动洗衣机中适时喷出的洗涤剂一样，由此喷入十二指肠腔内的胰液和胆汁，负责将肠道内食物的油脂和蛋白分解后供小肠慢慢吸收。此外，十二指肠黏膜自身也会分泌很多黏液，和胰液、胆汁一起混合成碱性液体，对来自胃内食物渣渣中的胃酸起到中和作用。

再往十二指肠更深处走就要拐个大弯，接下来的旅程便开始曲折颠簸了。这时，胃镜过了幽门后已经走了25～30厘米，差不多是十二个横指并列的长度，这也正是"十二指"肠名称的来历。胃镜的长度这时已到极限，显得力有不逮了，我们要换个导游带路。

换掉胃镜后，我们迎来了一名新导游——胶囊内镜，一个和感冒药胶囊一样大小的玩意儿。它身形虽小，却拥有摄像、照明、存储、传输等一系列功能，经口吞服之后，就好像黄河大漂流一般游过食管、胃腔、十二指肠，最终来到屈氏韧带的附着点。上文已讲过，这是个大弯。为了更好地为大家展示小肠真实的一面，胶囊内镜把自己混入食物之中，通过"偷拍"来获取最直接的资料。

首先感知到的是颠簸不停。总有不断的起伏和挤压把胶囊内镜向前推动，一波未平，一波又起，不知不觉就已经到了更深的地方，这便是小肠的蠕动。在肠神经系统的指挥协调下，小肠不断推动食物沿着肠道下行。这个运动方向是向前，向前，再向前的，不受重力的影响，因此航天员在太空失重的情况下依然可以正常进食和消化。

在蠕动向前之余，胶囊内镜突然发现身边的很多食物"小伙伴"已经掉队了，整个食物碎末大军被分割成了一段又一段，首尾难以相顾，这便是小肠的分节运动。更特别的是，身处其中一段的胶囊内镜和周围的食物被小肠包裹的非常紧，甚至来回摆动起来，就像游乐园中的海盗船一样，胶囊内镜和食物伙伴们被晃得七零八落溃不成军了。原先一起闯过胃腔还幸存的半点肉沫、菜叶、果粒、面片等等早都失了原形。这时来看，说它们已经成了一堆稀烂泥也不为过。我们也为这些食物换个更贴切称呼，叫它们"食糜"更为妥当。

在小肠分节和摆动的过程中，胶囊内镜和周围的食糜一起跟小肠壁来了个最亲密的接触，甚至会陷入小肠黏膜软绵绵的温床之中，就好像被柔软的毛毯包裹起来，身体的每个角落都能感受到毛毯的温暖。这份温暖来源于小肠黏膜那密集到极致的绒毛。如果仔细观察，你会看到小肠表面尽是皱褶，而且每1平方毫米的表面上可以长出

30多根细小的绒毛。进一步在显微镜下观察，每个绒毛上又长了许多微绒毛，而每个微绒毛表面又长满了像鹿角一样的多糖包被。如果可以将小肠的皱褶、绒毛、微绒毛全部展平，整个小肠的表面积几乎可以达到200平方米，这差不多是我们体表面积的100倍。为了食物的消化吸收，人体竟然置办了如此大户型的豪宅，看来"民以食为天"这句话很中肯呢。

设想一下当一杯水倒在蓬松的毛毯上会是什么情况？水分很快就渗透到了毛毯的每一丝毛料之中，甚至伸手去摸时都不会有潮湿的感觉，想挤出水来更是不可能的。同理，经过加工的食糜这时已是一堆小分子构成的流动液体，包括葡萄糖、氨基酸、胆固醇、脂肪酸、维生素、电解质等，一旦贴上了密密麻麻的肠绒毛便不能自拔，纷纷渗过肠壁，卷入到流经肠道的血管、淋巴管等的滚滚洪流之中，参与到人体轰轰烈烈的生长建设中去了。

在小肠的旅程当中，胶囊内镜在不同位置不断地经历着分节、摆动的小肠运动，身边的食糜被吸收后也仅剩残渣。大约经过了6~8小时的颠簸旅程，走过了将近6米的蜿蜒"肠"路，我们终于又来到一个洞口，这便是小肠的终点——回盲瓣，钻过回盲瓣便到了大肠的世界。

初见大肠，给人的感觉犹如肥头大耳、满身臭气的油腻人士。胶囊内镜置身其中，没有了前期小肠中那种来回的颠簸推挤，感受到的只有懒散的蠕动，而且幅度也不大，身边的食物残渣们也就慢悠悠的在大肠中散步前行。经过将近20小时的大肠之旅后，胶囊内镜才晃晃悠悠地来到了消化道的最终出口——肛门。

要说起大肠中的一路见闻，可算是不忍直视。在进入大肠的初期阶段，食物残渣的水分还很多，随着水分被大肠不断吸收，食物残渣就好像被"烘干"了一样，运动到大肠末段时已经结成了固态，这便是人的终极粪便。而且，这些固态粪便在大肠的最后一段里竟然可以一待好几天，要不是我们的胶囊内镜比较圆滑，估计也会和那些粪便一样滞留很久。

虽然肠道很长，但任何一处都有自己的特定角色定位，它们通力协作，才能为人体生命代谢提供最佳的营养支持。肠子的各部分都有很重要的工作任务，所以贸然挥霍肯定是不行的。不过，在危机时刻，肠子也会发挥出很强的代偿能力。例如在病变的肠段被切除后，剩余的肠段会代偿替补一部分原有肠段的功能以维持正常的生命活动。但这种代偿是有限度的。在保留回盲瓣的情况下，小肠至少要留存 100 厘米以上才可以基本维持人体的消化吸收需求。

还是那句话——"民以食为天"，肠子负责的是人体最基本的生命需求保障，看似平淡普通，但却是任何人都不可失去的。可以这样说，几乎人们所有的快乐源泉都来源于肠子，当你吃不香、拉不好的时候，任何更高级的享受都显得力不从心了。我建议大家，每餐后休息片刻，静静去聆听肠子蠕动带来的咕隆咕隆的乐章，你的生活或许会变得更幸福。

03 从食物到便便，一段奇妙之旅

　　我们已经对胃肠道的解剖结构和大致功能有了比较详细的了解，那我们吃下去的山珍海味最终是如何变成奇臭无比的便便的呢？今天我们就请热量满满的大汉堡来做这个奇妙的变身旅程的主角吧。

　　光速是最快的，一般来说人们总是先看到食物。当然排除外在视线差、或者闭眼的情况下，食物的气、味特征先被人们捕捉到的可能性。汉堡映入眼帘的那一刻，俗话常说的"色－香－味"经典流程就开始了。当你看到汉堡的那一刻，大脑就会条件反射一般地向消化系统发布消化工作启动的指令，消化就开始启动了。这时你的唾液开始生成、胃酸开始增多、胰液开始分泌、小肠也咕噜咕噜起来跃跃欲试。这么多动作都是为消化汉堡所做的充足准备，一旦汉堡入口，所有的消化工作可以即刻开动，绝不耽误一秒享受美味的时间。如果你和汉堡的距离足够近，汉堡中各种食材小分子混合在一起飘在空气中，一不小心就会碰到鼻黏膜中的嗅觉感受器，你就立刻对这份汉堡的基本状况有了大致了解。如果你以前吃过同样的食材，甚至可以马上分辨出这份汉堡的种类。如果你喜欢，那么唾液、胃液、胰液、肠道等将会表现得更加急不可耐。如果你不喜欢，有可能已经开始的消化准备工作就戛然而止了。

有了前面的"色"与"香"的铺垫，我们的口腔已经处于百米赛跑前蓄势待发的状态，当汉堡入口之后，嘴里就像翻江倒海的破壁机一样，面包、牛排、蔬菜、芝士、黄油等一并咀嚼混合。可别小瞧了这一连串的动作，嘴唇、牙齿、舌头等可谓是协调有序，舌头在嘴里360°的搅拌，同时牙齿使了很大劲不停去咬断磨碎食材，但不会伤舌头分毫。食物越来越碎，不经意间就被送进了口腔更深处，等待下一步处理。

口腔是整个消化过程的先锋部队。在嘴里不断的破壁摇晃过程中，食物的部分细胞被破碎，细胞液随之流出，这时的舌根的味蕾们便开始了繁忙的情报收集整理工作。它们可以一一分辨出食材的味道，进而将这些味道相整合，传输到大脑。大脑会再次向身体发出更详细的指令，以充分准备下一步的消化工作。比如，汉堡有面包谷物，身体就会分泌更多的胰岛素来解决吸收的大量糖分；汉堡很油，身体就会分泌更多的胆汁、脂肪酶等来消化摄入的油脂；汉堡中的肉很多，身体就会释放更多的蛋白酶来分解肉类中的蛋白质。这些工作必须做在前面，因为消化一旦开始，这些就必须紧锣密鼓地开展，不然食物在消化道不能得到及时的消化分解，那么随之而来的消化不良就非常难办了。

当你感觉汉堡被口腔咀嚼到满意的状态后，你的大脑就会发出指令，关闭会厌软骨，暂停呼吸，开放食管，唾液裹挟着食物被舌头和口腔里的肌肉协同推进了食管。这套动作的精妙在于食物于咽喉要道恰当地分流，只要功能得当，不会有一粒食物和一滴水混入气道当中去。所以，如果你发现自己吃饭时候经常会有呛咳现象，建议及时前往医院就诊。

至此，前面这一系列反应和动作都是可以由主观意识来控制的，当食物进入食管之后，一切的消化工作就不由你了，而是全部进入到了肠神经系统的控制中。打个比方来说，如果你吃了一样让你特别后悔的东西，一旦将其吞下进入食管，那么想主动把它完整吐出来是不可能的。

食物一旦通过咽喉，就进入了自主神经控制的平滑肌世界。这时的汉堡碎末由唾液裹在一起，像南极的破冰船一样一步一步破开了原本闭合的食管腔。这个过程是单向的，不受重力影响，也不走回头路，食物可以一路突破到贲门前。紧接着，贲门括约肌会应势舒张开大概八秒的时间，食物便畅通无阻地进入到胃腔中。

汉堡碎末一旦到达胃腔中，胃壁便开始了全力加速运动，就像搅拌机一样卷动起来，食物碎末一会被甩到胃前壁，一会被甩到胃后壁，折腾几个来回之后汉堡碎末已经基本看不出食材的原形了。除此之外，胃里的酸性胃液也不是吃素的。汉堡的食材就算再干净，也可能会有少量的细菌。这些微生物们一旦到了胃里，就好像跳进了火山岩浆一般，除了有特殊功能的，基本上都殉命于此了。而且经胃酸这么一泡，面包、肉、黄油、芝士、蔬菜等都酥软的不得了，这就为下一步的消化打好了充足的基础。

别看胃是个孔武有力的家伙，但对于汉堡中不同食材的处理可以非常精细。面包属于碳水化合物，胃就处理得非常快，最快半个小时就可以全部处理完毕并输送到小肠中去。蔬菜稍微慢一点，大致需要1～2小时。肉、芝士和黄油包含蛋白质和脂肪，胃的处理速度最慢，最长的甚至需要在胃里待满6个小时才能顺利抵达小肠。

到达小肠里时，汉堡的食材们几乎已经成了米糊状，这便是我们上一节中说到的食糜。首先它们来到的是十二指肠，立刻和胆汁、胰液等混合在了一起。汉堡食糜中的脂肪、蛋白质瞬间就束手就擒，纷纷被脂肪酶、蛋白酶等分解了。过了屈氏韧带这个硬弯之后，便是空肠、回肠的世界。汉堡食糜们被不断的起伏和挤压不断推动，并沿着肠道下行。在这个过程中，整个食糜大军被分节运动分割成了一段又一段，分节的食糜们被各段小肠紧紧的包裹起来不停的摆动，很快便被晃得七零八落，成了一堆稀烂泥了。

在小肠的分节和摆动过程中，食糜们逐步由营养大分子分解消化成了葡萄糖、氨基酸、胆固醇、脂肪酸、维生素、电解质等小分子，在和小肠壁的亲密接触中陷入密密麻麻的肠绒毛便不能自拔，纷纷渗过肠壁，卷入到流经肠道的血管、淋巴管等之中，参与到人体的生长代谢中了。

经过大约6～8小时的颠簸旅程，汉堡食糜们被吸收后仅剩残渣，终于来到了大肠的世界。和小肠中的颠簸不停相比，大肠的整个状态都是懒洋洋的。来到这里的汉堡残渣们突然变成了散步的节奏，想动的时候向前走一步，不想动了就原地歇着，甚至还有倒退的情况。

不过大肠的懒散是有道理的。因为到达大肠时的食物残渣营养成分已基本殆尽，但水分还是很多，所以在食物残渣们散步的时候，大肠便将这些多余的水分一点一点地吸收了。等来到大肠末端时，食物残渣已经结成了固态的粪便，只待合适的时机排出。而且，如果大肠像小肠那样勤奋工作，不断将粪便输送到肛门口，那样的排便频率估计没有人会受得了。因此，大肠的懒换来了高质量的生活和效率，这其实是一种伟大的生存哲学。

至此，便便已经成形，原先的大汉堡已经灰飞烟灭，作为食用人的你，也根本不可能分辨出那一块便便来源于它。因为从汉堡到便便的整个过程时间太长，甚至可以达到3~4天之久，这么长的时间里穿插进其他食材是完全可能的。

04
肠道菌群的雄伟史诗

　　近年，有关肠道菌群的研究已经成为医学微生物学领域的焦点之一。研究逐渐揭示了肠道菌群的成分、数量、如何在肠道内定殖生长、如何改变肠道的生长发育、如何协助人体消化工作，以及肠道菌群的状态如何影响人体的健康状况。肠道菌群的成分非常复杂，数量亦非常庞大，其研究领域仍然存在很多未解之谜。

　　肠道菌群被很多研究者以"人体器官"来对待，甚至肠道菌群和人体，谁是实际的主人而谁是寄居者，还没有定论。毕竟，微生物出现在地球上已经几百亿年，人类或哺乳动物的历史和它们比起来只是九牛一毛。因此，对肠道菌群来讲，你也有可能是"寄居"者。一个成年人的细胞数量大约是数十万亿量级，而一个人的肠道菌群中的细胞数量竟然达到了数百万亿量级。而且，虽然某一个细菌的基因很简单，但一个人的肠道菌群的基因数量远超人体，可以达到人体的 100 多倍。不仅如此，虽然肠道菌群看似没有自主意识，但是它可以影响到人的各个方面。对于生理健康的影响都是初级的，它甚至可以影响到你的心理状态，控制你的喜怒哀乐。

那么肠道菌群是怎么定植到人体并发展起来的呢？其实，在母亲的子宫里，胎儿是相对无菌的。但一旦你呱呱坠地之后，第一口呼吸、第一次吞咽等，都使细菌不断进入你的肠道中，并定居下来。作为一篇新鲜土地的拓荒者，这些细菌们不断的发展壮大，最终形成稳定的肠道菌群。从此开始，你的一生将与肠道菌群相伴。

肠道菌群分为三种类型。

第一种是共生菌群，主要有乳酸杆菌、拟杆菌、双歧杆菌、梭菌等，这些都是你常喝的酸奶中最常见的构成。在肠道中，共生菌群最多，占肠道菌群的 99% 以上。它们会为你的健康提供很多支持帮助，比如帮助人体消化、保护肠道黏膜等，是很好的合作伙伴。

首先，它们会帮你吃饭。人是杂食动物，可以说无所不食。很多时候你吃起来很爽，但能不能消化吸收就得听肠道菌群的了。于是在人类的进化过程中，肠道和菌群建立了非常好的互利关系。肠道为菌群提供住所，而菌群则可以分解食物，并得到葡萄糖、维生素、脂肪、微量元素等营养素交给肠道吸收。

其次，共生菌群可以保护你的健康。一方面，肠道黏膜上大量的菌群可以保护肠壁免受外来物质的破坏。另一方面，它们可以刺激肠道的免疫系统发育，使肠道在面对可能侵入的致病微生物时能够有力的防御反击。此外，肠道菌群有时还会直接上阵杀敌，与肠道合力消灭致病菌。

第三，它们还能调节你的生理甚至心理。正常情况下，肠道菌群可以将部分分解得来的营养物质用于滋养肠道黏膜，促进受损的肠黏膜修复，并调节肠道组织的生长和更替。另外，有益菌群能产生类胡萝卜素等营养因子，降低人体动脉硬化和中风的风险；还能通过与免疫系统的交流沟通，减少食物过敏的发生概率。更有最新的研究显示，肠道菌群还能调节心理状态。越来越多的研究表明，很多精神类疾病与肠道菌群紊乱有关，通过调整肠道菌群至健康状态，可以有效缓解不同的精神疾病。

第二种是条件致病菌群，主要有肠杆菌、肠球菌等。这群细菌并不多，但算是肠道里的不稳定因素，属于墙头草类型。平日里，条件致病菌群很安分，但如果肠道生病了，这些家伙就顺势为虎作伥，进而引发多种肠道疾病。

第三种是致病菌群，比如致病大肠杆菌、沙门氏菌等。它们是肠道菌群中的外来者，也是侵略者，会在肠道中兴风作浪，严重的会导致中毒、腹泻等。

既然肠道菌群与人体的健康息息相关，我们该如何保护它们呢？首先，要平衡膳食。蔬菜、杂粮等高纤维食物非常有利于肠道菌群的健康生长。其次，规律饮食和作息。肠道菌群也有自己的生物钟和食谱，通宵熬夜、三餐不齐的人很容易发生肠道菌群失调，引发多种疾病。第三，适当补充益生菌。比如酸奶等发酵食物就能够起到壮大肠道共生菌群队伍的作用。最后，切勿滥用抗生素。滥用抗生素会同时消灭共生菌和致病菌，给外来细菌的入侵以可乘之机，严重影响肠道菌群的平衡状态。目前这已经成为一个社会问题，还望大家谨记。

第二篇

"对外交流"的最大脏器

导语

在领略到胃肠道宏观及微观世界的神奇之后，我想你对胃肠道结构已经有了初步的认识。胃肠道远远不是一个盛饭的容器这么简单，相反，它是人体"对外交流"的最大脏器。这一交流过程是相互的，从外向内，胃肠道把摄入的食物消化分解；从内向外，如何精确地把体内的废物排出，又是摆在人体面前的一个重大而艰巨的任务。在上一篇，我们已经详细聊了从外向内这一历程，接下来，我为大家讲述从内向外的那些事儿。

01 人体与外界的物质交流

如果评选人体"对外交流"最密切的脏器，我想很多人第一个想到的是呼吸道。诚然，正常的呼吸是我们每个人生命维持所必需，每时每刻，我们的呼吸道把外界新鲜的空气吸入，把体内产生的二氧化碳等废气排出。呼吸道是如此重要，然而，它并不是人体对外交流的最大脏器，胃肠道才能配的上"最大"这一称号。

呼吸道和胃肠道在人与外界的交流过程中都起到至关重要的角色。与呼吸道快速的交流过程不同，胃肠道的这一过程相对更长，并且也更为精细，更为复杂，内容也更丰富。无论是山珍野味，还是粗茶淡饭，胃肠道统统"来者不拒"，在前面我们详细讲解了一个汉堡在体内的神奇之旅，各种各样的食物逐渐变成了人体内可吸收的糖类、油脂、蛋白质、水、无机盐和维生素等基本的营养素。在这一过程中，我们的胃肠道也深谙"众人拾柴火焰高"的道理，消化过程从来不是一个器官的单打独斗，而是正如工厂的流水线一般，每个器官都兢兢业业地履行着其职责。同时，胃肠道也团结了一切可以团结的力量，不仅靠人体的消化酶来消化分解食物，数百万亿的肠道菌群也参与了进来，帮助更好的吸收分解食物。所以在你咽下每一口食物的背后，是无数的脏器、细胞、菌群等共同协作，如同钟表齿轮一般精准的工作，才能让你吸收到必需的营养物质。我想，如果我们要在体外通过人造的材料来模拟这一过程，毫无疑问这是一项声势浩大的工程，而我们的胃肠道却能将如此伟大的过程悄无声息地完成，不禁让人再次感叹人体的精妙。

交流是一种互相的过程，正如人与人之间、国家与国家之间的交流一样，人和外界环境也是有来有回。而且，就像风云变幻的国际环境一样，时而风平浪静，时而波涛汹涌。如果说我们的胃是一个国家的话，我们的大脑就像是联合国总部，它的一个常任理事国重要决议就会对全球局势造成巨大影响，比如它的所思所想会影响进食，它的情绪好坏，就会决定你这顿饭吃的香不香。随着我们一口美味慢慢通过食道进入胃里边，我们的肝胆系统就已经闻风而动了。如果，我们把消化过程比作一场人民战争的话，那么胆囊就像抗战时期的农民老大娘送上鸡蛋一样，适时输出黄橙橙的胆汁。胆汁由我们的肝脏产生，通过胆道系统运输到胆囊存贮，当有食物进入时，胆囊就会闻令而动，开始往下输送胆汁。别看我们的胆囊体积不大，一般胆囊容积也就 40 到 60ml，但是人体每日可分泌约 1 升的胆汁，可想而知，我们的胆囊承担了多大的工作量。之所以人体会分泌这么大量的胆汁，是因为胆汁是消化脂肪类物质的关键所在。

人体内还有另外一支力量——胰液，胰液和胆汁就像敌后武工队和农民老大娘一样，又存在千丝万缕的联系。胰腺通过胰管输送，胆汁通过胆管输送，这两个管道最终在十二指肠乳头处汇合，向小肠输送胆汁胰液。在胰液中则含有重要的糖水解酶、蛋白质水解酶和脂肪水解酶，分别对应糖、蛋白质和脂肪这三种人体所必需的营养素。对于人体细胞而言，面对未经消化分解的糖、蛋白质和脂肪也只能望洋兴叹，通过消化酶及消化液分工协作，将大分子分解变成小分子后，才能实现营养的吸收利用。就拿脂肪这种物质为例，单靠胰液这一支力量是难以招架的，必须先依靠胆汁的协助。胆汁中并不含有消化酶，其主要的成分由胆色素、胆固醇、胆盐、钾、钠、钙、卵磷脂组合而成，具有乳化脂肪的作用，能促进脂肪的消化吸收，并且还能促进维生素脂溶性吸收。在胆汁先将脂肪初步乳化后，脂肪酶将脂肪类物质消化分解成脂肪酸，进而被细胞吸收。

人体内不仅仅是胰液中含有消化酶，实际上从食物入口开始，人体内的消化酶就开始工作了。人体内存在着"口腔—胃—小肠"的消化酶系统，在这三大战区中，不同的消化酶起着不同的作用。在口腔中的唾液淀粉酶首先发力，借助口腔的咀嚼功能，将食物分解成较小分子；进入到胃之后，胃中含有的胃蛋白酶、胃淀粉酶以及大量胃酸将部分消化的食物降解为食糜；这些半流质状态的食物再进入到小肠后，再通过肠道的蠕动以及肠液中含有的脂肪酶、胰蛋白酶、淀粉酶、肽酶等，将食物消化成可以被人体吸收的小分子，如单糖、氨基酸、甘油、脂肪酸等。食物在人体内的消化过程如同敌人进入了埋伏一般，经过一道又一道的防线后，被打得丢盔卸甲，没被消化吸收的物质就如同被俘虏的士兵一样，最终进入到了大肠，听从进一步的发落。在大肠里，有些物质如同愿意归降的士兵，会被大肠进一步吸收，包括水、电解质还有胆汁酸等；而有些则顽固不化，最终被发配边疆，这些物质最终会被排除体外。

在吸收了外界的营养之后，怎么排出体内的废物又是一道难题。对于呼吸道来说，排出废气和吸入空气一样简单，但是胃肠道可不一样。站在胃肠道的角度，排出废物面临着以下问题：第一个问题，从哪儿排出去，显然不能像呼吸道一样原路返回，只能另谋出口；第二个问题，什么时候排出去，肯定不能像呼吸道一样吸进去立马就排出来；第三个问题，多久排出去一次，呼吸道是一吸一呼，那么排便频率要和吃饭频率一样，需要一天三次吗？要解决这些问题，人体就需要一套精密的系统来对排便进行精确地控制，并且这套系统不仅要可以自动运行，到了该排便的时候要发出提醒，而且也不能过于自主，还要上级领导批准后，才能开展工作。这么一看，我们的排泄系统是不是挺难的，不仅工作环境恶劣，上面留下的废物都往这儿堆积，而且还要受"人"指使，即使已经不堪重负了，如果不在合适的时间和地点，也只能先忍着，等待合适的时候释放。

我们的排泄系统过得如此艰难，我们是不是应该好好爱护它呢？那么如何才能以最优雅地姿势排出便便，我们的便便又悄悄地给了哪些身体上的警示，在这里先卖个关子，咱们后面接着聊。

胃，你好吗

02 正确的排便姿势，你做对了吗

有一个地方我们每天必去，某一时刻，你会为了它而满街寻找，甚至心甘情愿地在门外等上好久而不能离开，这个地方就是厕所。几千年来，中国人都是蹲着排便的，现在很多公厕和一些地区还保留蹲便，而家里基本都改成坐便了。欧美国家则很早就开始使用坐便。早在 1584—1591 年间，英国的约翰·哈灵顿爵士设计出了世界上第一只抽水马桶。西方国家的抽水马桶普遍是"坐式的"，他们使用坐便的其中一个原因，就是西方人"不会蹲"。我们亚洲人习以为常的"蹲姿"在西方人看来简直不可思议，欧美人还发明了一个带有些调侃之意的词——"亚洲蹲"。这种蹲法就是上蹲厕时臀部尽量下沉却又悬在空中，同时用双脚保持平衡的姿势。大多数欧美人在深蹲时脚跟都会自然离地，而亚洲式的深蹲脚跟是要着地的，很多欧美人真的不会这样蹲。那么蹲便和坐便到底哪一种更科学？上厕所有正确的姿势吗？

蹲便与坐便对于排便的影响主要与"耻骨直肠肌"有关。这块肌肉从一侧耻骨出发，在直肠后面绕一圈，再回到另一侧耻骨，形成一个环把直肠拉住，使直肠形成一个尖端向前的角度，称为"肛肠角"。一般坐姿的肛肠角大约是 80°～90°，而蹲姿时肛肠角可以达到 100° 左右。理论上来说，肛肠角越大，排便时所费的力气越小（图 2-1）。

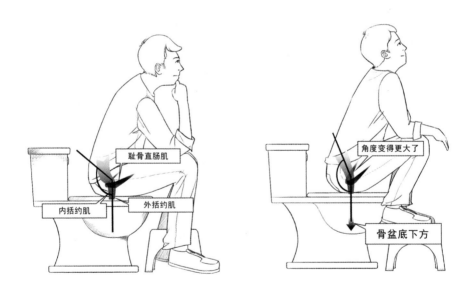

图 2-1 不同的排便姿势

从生理结构上来说，蹲式更符合人体生理结构，排便会更顺畅。蹲着的时候，两腿分开，肛门也会自然分开，肛门括约肌被撑开更利于排便。但蹲式也有些弊端，如蹲便时对于高血压患者来说可能会增加脑血管意外发生的风险。此外，蹲的时间长了，肛门周围静脉回流会受到影响，会加大患痔疮的风险。相对于蹲姿，坐姿没有腹部朝下的重力作用，因此排空时间更长，腹部用力更多，更耗时，对于过度肥胖、严重静脉曲张的人群，以及孕妇、行动不便的老人，坐便更轻松舒适一些。

教你一个小妙招，坐便也可以达到蹲便的效果！坐马桶时在脚下加一个小凳子，保持上身微微前倾，让大腿与腹部呈约35°，这个姿势可以增加腹压，有助于顺畅排便，还能避免脚麻或够不着地的尴尬。另外，注意大便的时间不宜过长，最好要控制在5分钟以内，切忌一边大便，一边读书、玩手机等。

其实，无论是蹲便还是坐便，正常情况下都不会有害健康。从卫生角度来看，很多人喜欢在公共场用蹲便器，试想一下，当马桶上还有上一个人残留的体温，坐在上面将会是怎样的尴尬，而且有可能传染疾病，而自己家里大部分人会选择坐便。此外，应注意多食用蔬菜水果等富含纤维素的食品，以预防便秘。同时，养成定时排便的习惯，排便时也不要用力太猛，避免引发心脑血管意外等。

03

便便与肠道菌群的相爱相杀

民以食为天，没有什么烦恼是一顿美食不能解决的。中国饮食文化源远流长，讲究色、香、味、形、美的和谐统一，给人以精神和物质高度统一的特殊享受，再加上我国幅员辽阔，地大物博，各地气候、物产和风俗习惯都存在着很大差异，长期以来在饮食上也形成了许多风味，口味上有"南甜北咸，东酸西辣"之分。中医则有"医食同源"的说法，即利用食物原料的药用价值，在享用美味佳肴的同时达到防治某些疾病的目的。随着生活水平的提高，人们的健康意识也逐渐增强，不仅要吃得好，吃得饱，还要吃得健康。

胃，你好吗

吃饱喝足之后的数个小时，必不可少的一道工序就是排便。你了解大便的形成过程吗？

大家都有这样的体会，有时候当我们看到美食或闻到美食的气味后，就会馋得流口水，这是人体已经开始分泌唾液为消化美食做准备了。食物经过口咽、食管到达胃。除了分泌胃液，胃还具有搅拌和研磨功能，能对食物进行初步的消化。之后，食物进入小肠，在胆汁、胰液、小肠液的作用下被充分消化吸收，然后通过回盲瓣离开小肠进入大肠。回盲瓣可以理解为小肠和大肠连接处的单向活瓣，可以防止食物回流入小肠。在大肠里，食物中的水分被彻底吸收，逐渐成形，最终变成粪便经肛门排出。大肠不产生消化酶，但是肠道内细菌可起消化作用。大肠内有多种细菌，大肠杆菌占70%，厌氧杆菌占20%，还有链球菌、变形杆菌、葡萄球菌、乳杆菌、芽孢杆菌和酵母菌等，另有极少的原生动物和螺旋体。肠道细菌能产生人类生理需要的物质，如食物缺乏维生素时可在肠内合成维生素 K、维生素 B_1、维生素 B_2、维生素 H、维生素 B_{12}、维生素 B_6、叶酸和消旋泛酸等；也能产生吲哚、粪臭素、硫化氢而使粪有臭味。不同食物的物理性状和化学成分不同，排空的速度也不同。在正常情况下，大便的颜色、性状，以及是否便秘、腹泻与饮食有很大关系。

在这里非常有必要跟大家聊一聊肠道的细菌。日常生活中我们都知道饭前便后要洗手，那么肠道的细菌到底有多少？有多"脏"？益生菌真的有益吗？你听说过大便能治病吗？

肠道是人体最大的"细菌库"。我们身上、身体内含有约 100 万亿个微生物，是人体细胞数量的 10 倍，其中的 95% 都生活在肠道中，数量在 10 万亿以上，总重量约 1.3 千克，将肠道内的细菌首尾相接可绕地球两圈，而且我们排泄的大便中约有20%~30%为肠道细菌。如此庞大的队伍是何时在我们肠道内安营扎寨的呢？其实从我们出生的那一刻起，胎儿脱离母体与自然界接触，细菌就通过产道、食物、环境等途径开始入驻肠道，并不断发展壮大。肠道里的细菌可分为三大阵营：益生菌，致病菌和条件致病菌。通过它们的名字可以看出，益生菌是肠道内的"好细菌"，致病菌是"坏细菌"，而条件致病菌则是"两面派"。条件致病菌在有益细菌占绝对优势的情况下，它通常会安分守己，跟有益细菌一起发挥自己的"正能量"。一旦有益细菌失去了优势，它便会在我们体内兴风作浪，引起疾病，危害健康。正常情况下，这三大阵营的细菌会按一定比例形成"三足鼎立"的局面，互相依存、互相制约，达到动态平衡的状态，共同维护身体健康。

在这里提醒大家，益生菌并不需要跟吃饭一样每天补充，更不是能治百病的万能药，只有在缺乏时才有必要补充。补充肠道菌群有一个"脑洞大开"的疗法，科学的说法叫"粪便菌群移植"，也被戏称为"吃屎"疗法。顾名思义，粪便菌群移植就是将健康人粪便中的功能菌群，移植到患者肠道内，重建具有正常功能的肠道菌群，达到治疗疾病的目的。1958年，美国科罗拉多大学医学院的外科医生本·艾斯曼（Ben Eiseman）对4名患有严重假膜性小肠结肠炎的患者采用常规治疗手段后仍不见好转，病人腹泻严重，甚至出现休克。无奈之下，医生和患者及家属商议，用患者家属的大便制成的粪水对患者进行灌肠，结果其中3名患者在几天之内奇迹般地康复。2017年，澳大利亚学者用粪便移植治疗溃疡性结肠炎，病情明显得到缓解。同年，有研究者报道了粪便移植对慢性乙型病毒性肝炎的治疗作用。在抗肿瘤领域，两位科学家因"免疫检查点抑制剂"获得 2018 年诺贝尔生理学或医学奖。最新的研究显示，如果在使用抑制剂前两个月内使用过抗生素，破坏了肠道菌群，那么抑制剂的疗效就会大打折扣。

越来越多的研究发现肠道菌群在全身健康与疾病中的作用。因此，保持肠道菌群的稳定有益于身体健康和疾病的治疗。

巧辨大便颜色

04

前两年受邀参加北京卫视养生堂节目，偶遇同期特邀嘉宾北京人艺 88 岁高龄的演员李滨老师。老先生精神矍铄，谈吐间睿智幽默，反应神速。节目中，老人家把自己的生活经验毫无保留地分享给观众。"说句糙话，我喜欢撒泡尿照照自己！"话糙理不糙，老人家把自己大小便后"察言观色"的好习惯一语道出。在坐便结束时，切记不要人还没有离开就动手冲掉，一定要回头或者低头停留几秒，观察一下大便的颜色、性状。在日常生活中，学会"察言观色"没准就能发现一些疾病的早期危险信号，再加上深入检查，一些器质性病变也有可能被发现。值得一提的是，这时候往往是早期阶段，尽早发现疾病受益的人是我们自己。

大便是肠道的排泄物，大便的颜色、形状和气味就像一面镜子，可以直接照出整个消化系统是否正常。大便的颜色从棕色渐变到绿色被认为是正常的，其他颜色可能暗示着严重的疾病。下面我们聊一聊大便的颜色。

正常大便的颜色是黄褐色的。大便颜色主要是胆汁中胆红素产生的颜色。正常的肝脏代谢产生的胆汁中含胆红素，由肠道菌群作用转化为黄色的粪胆素原，使大便颜色变黄。

绿色大便。绿色大便可以由很多因素引起，通常被认为是食物消化太快，也可能是吃了大量蔬菜或绿色食用色素引起的。

白色大便。胆管阻塞引起胆汁短缺从而造成了白色大便，严重者呈白陶土样。胆结石、胆管下端癌、胰头癌等可以阻塞胆管，可能造成白色大便。白色淘米水样大便、量多，一般常见于霍乱。白色油脂状大便、量多，并且有恶臭，常见于胰源性腹泻或者吸收不良综合征。白色黏液状大便，则提示可能患有慢性肠炎、肠息肉和肿瘤。

红色大便，血便。红色粪便很常见，通常是由于食用甜菜根、西红柿和蔓越莓引起的。淡红色，像洗肉水一样的大便，常见于沙门菌感染引起的腹泻。鲜红色的大便，常见于下消化道急性出血或痔疮等疾病。

黑色大便，柏油样便。引起黑便的原因有很多，食物、药物、消化道疾病出血等原因都可能导致黑便，需要我们仔细辨别。首先，回想是不是吃了一些可能导致大便发黑的食物。我们生活中常见的茄子、菠菜、血制品、巧克力，以及其他带有黑颜色的食物，都可以引起大便颜色发黑。其次，一些药物，比如含铋剂的药物和一些中药，也可能导致黑便。铋是一种黑色的重金属，不会被肠道吸收。因此，它可以将肠道内容物染成黑色，随之形成和排出的大便也就表现为黑色。有时候，甚至连舌头也会被染成黑色。最常见的导致大便发黑的药物是枸橼酸铋钾颗粒，或者其他胃黏膜保护剂，包括胶体果胶铋、胃铋镁等。喝中药出现大便发黑主要是由中药的色素，尤其是黑色素引起的。容易引起大便发黑的常见中药有玄参、熟地、焦山楂等。此外，一些消化系统疾病引起的上消化道和下消化道出血也可导致黑便，比如胃癌、消化性溃疡、糜烂性胃炎等。患有心脑血管疾病的老年人服用阿司匹林也会导致上消化道出血。整个消化道的疾病都有可能导致黑便，如果大量出血，黑便可呈柏油样。一旦出现黑色大便，且排除了食物、药物因素，一定要尽快到消化内科就诊，积极进行干预治疗，避免发生严重后果。

最后，我们不忘给人民艺术家李滨老先生睿智的做法点一个大大的赞！

05
排便习惯改变，可能是身体发出的预警信号

　　首先，我们了解一下正常大便的性状。大便性状就是大便是否成形，软的还是硬的，水多还是少，颜色怎样，是否混有脓血和黏液等。下图是大便性状的布里斯托大便分类法（图2-2），从类型1到类型7逐渐变稀。类型1-3提示大便较硬，需要注意便秘问题。对于儿童和成人，类型4的香蕉状便是最适合的，类型5也是可以接受的。类型6是糊状便，是以母乳或配方奶粉为主食的婴儿的便，类型7是腹泻便。成人出现类型6、7这个样子的大便提示肠道功能不好，比如受凉后肠道蠕动暂时性加快导致腹泻，也可能是感染导致的腹泻。

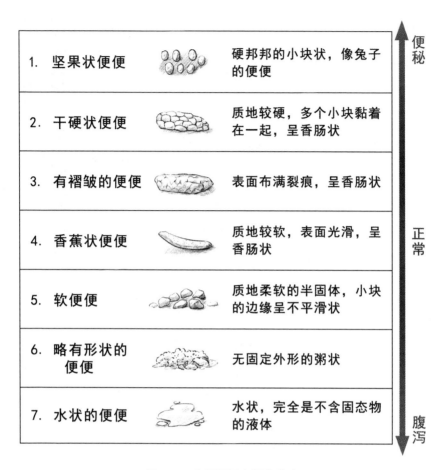

图 2-2　布里斯托大便分类法

　　大便不成形说明大便内液体成分含量较高，固体成分含量较少。大便不成形的原因很多，最主要为粪便在肠道内停留时间过短，未彻底完成塑形过程，也可能肠蠕动过快所致。大便不成形可能与药物、情绪紧张、食物不耐受、结肠运动功能异常、小肠机能障碍及食

　　　　　　　　胃，你好吗

管、胆囊运动异常有关。一些朋友长期出现大便不成形的情况，若大便化验未见脓血，可尝试尽量减少水与辛辣食物的摄入量，尽量延长粪便在肠道内的停留时间。也有些朋友日常排便正常，偶尔大便不成形，多由个体差异性导致的，不必过分担心。

吃、喝、拉、撒、睡5件人生大事，可能只有"拉"最不受重视。如果出现以下3种情况要高度警惕肠癌。一是排便习惯改变。排便次数规律和排便感觉的改变，叫做排便习惯改变。一般人每天排便一次，且时间固定。如果一段时间内，不知道什么原因，每天排便次数增加至2~3回，而且排便没有规律性，比如原本早起排便的习惯没有了，到了中午和晚上还要增加排便的次数，而且原本排便后的轻松感也消失了，就是排便习惯改变了。二是大便性状改变。大便性状的改变多指形状。标准的排便形似香蕉，叫香蕉样大便。如果出现不明原因的大便发干、发硬，或不成形，表现为一摊糊样，或变细、有凹槽、有压迹，说明肠道内可能有肿块，因此导致大便形状发生改变。其背后的原因很好理解，如果肠道里面有一个肿块，刺激肠道，患者就会经常想去上厕所；如果肿块堵在肠腔，粪便不容易下来，时间长了水分被吸收，导致大便发干、发硬；而大便变细、有凹槽、有压迹，也是由于肿块堵在肠道，发生占位效应，挤压大便。三是黏液血便。结肠长的肿瘤质地很脆，多数为溃疡型，肿块与肠壁、粪便摩擦的时候容易破裂，引起出血。人体正常的结肠黏膜会分泌黏液，起润滑作用。但是在有疾病的情况下，结肠的肿物、息肉本身也具有分泌黏液的功能。如果肿块在肠道里发炎、破溃，过度的刺激会导致分泌亢进，黏液增多，出现黏液或便血情况。

06

多大点儿的『屁』事

　　"放屁！"除了是令人不快的话，更是一种每天都在发生的正常生理现象，有时也是一件让人尴尬的事儿。如果强忍住不放，会很难受；如果迫不得已在人前肆无忌惮的放出，又会感觉很没面子。屁是如何产生的，它为什么会臭？憋回去的屁，去哪里了？屁太多，又是怎么回事？

　　屁主要是由从口腔进入的空气转变而来的。当我们进食和饮水的时候，有一部分空气会随着食物进入胃内。据统计，人每喝 1 升水，同时就会有 1.7 升左右的空气进入胃部。进入胃部的空气大部分会"逆流"，以"嗝儿"的形式从口腔排出。但是，另一部分空气会和食物一起进入肠道，以屁的形式从肛门排出。另外，肠道细菌会产生一部分气体，和空气一起混合形成屁。屁由 400 多种成分组成，大部分是空气，其中最主要的成分包括氮气、氢气、二氧化碳、氧气、甲烷，这些都没有味道，而硫化氢、粪臭素等微量的恶臭物质则会让屁变臭。硫化氢是一种具有臭鸡蛋气味的刺激性气体，主要是由寄生在大肠内的大量厌氧细菌所产生，即使是微量的硫化氢，也会成为刺激眼睛或黏膜的"毒气"。

不少人觉得自己排气量太多，专门去医院就诊。那么，屁的排放量是由哪些因素决定的呢？在很大程度上受由口腔进入胃部的空气量的影响。例如，在我们快速吃东西时，与食物一起进入胃里的空气量增多，屁的排放量就会增加。另外，排气多可见于各种原因所致的消化不良，肠内储存的食物在细菌的作用下产生更多气体经肛门排出。

排气多的原因大致有功能性和器质性之分，功能性排气多与肠蠕动功能障碍有关，器质性排气多与肠道炎症、癌症等疾病有关。一般饮食因素多见于食用高粗纤维食物、高脂肪食物、含有碳酸的食物和饮料，或饮食不注意吸入过多空气引起胃肠产气增多，导致排出增加。胃肠道疾病，如胃肠功能紊乱、消化不良、肠道菌群失调或者慢性胃肠道炎症的患者，也容易出现排气多的情况。口服药物，比如常用抗焦虑、抗抑郁、治疗糖尿病或解痉止痛药物，亦可导致排气多。精神不愉快、长期闷闷不乐或突然受到猛烈刺激等也可引起排气增多。尤其是老年人的消化功能减退，更易受情绪影响。轻型的排气多大都由于情绪不好、工作过于紧张、天寒受凉或多食不易消化食物所引起。

总之，排气多的原因较多。应注意避免容易产气食物的摄入，养成好的饮食习惯，保持心情愉悦，以及必要时进行肠镜及相关检查等。

不排气或者排气少又有哪些情况呢？

不排气与肠胃蠕动缓慢有关，此外还应警惕是肠梗阻、肠扭转等。此外，人体在压力过大或者休息不好时会对自主神经功能造成影响，进而导致肠胃系统蠕动速度缓慢，就会出现排气次数减少的现象，甚至会好几天不排气。部分人不排气的同时还会伴随有腹胀、恶心、呕吐等症状，应警惕是肠梗阻、肠扭转等疾病所导致。这些疾病在发作期间肠道会出现梗堵，其中的内容物不能够排泄出来，因此患者会出现排气、排便停止，需要进行腹部平片以及 CT 检查，确诊后应及时进行灌肠治疗，对于严重的肠梗阻甚至还需要进行手术。对于不排气同时没有腹胀、腹痛等症状的人，可以适当的吃粗纤维食物以促进粪便的排出。

第三篇

情绪与胃肠健康

导语

在日常生活中，你是否曾因一些琐事和别人大吵一架，或者因与对方观点相左而争得面红耳赤？愤怒之余，是否感觉血脉偾张、头晕耳鸣、胸口"怦怦"直跳？争执之后，是否感觉自己的胃口变得很差，无论面对何种美食都感到索然无味、兴致全无？这并非完全是种简单的主观感受。其实，胃肠道是人体情绪的一面"镜子"，人体的情绪状态与机体的消化系统、免疫系统、内分泌系统联系紧密。不信？接下来咱们好好聊聊。

01 胃病是『精神病』吗

一次在电视台录制科普节目时，一位著名主持人和我吐露了新闻主持人的艰辛与不易。她告诉我，每次直播时肯定会精神高度紧张，这时候胃就会"发紧"，啥也吃不下去，即使看到山珍海味也没有一点胃口。所以，我说这样的胃是"精神病"，也就是说胃的感受与每个人的情绪息息相关。在医学上，精神疾病指的是在各种生物学因素以及社会心理因素的影响下，大脑功能失调而产生的一系列认知、情感、行为异常及神经系统功能紊乱的症状。通俗点说，就是大脑出了问题。很多情况下，这种精神上的异常与胃病有着不可分割的联系。

所以，大脑出了问题，受伤的却是胃？下面的故事会让你大开眼界。

　　早在 1000 多年前，伊斯兰黄金时代的著名学者伊本·西纳曾进行过一次医学实验。他把两只一模一样的小羊放在两个不同的笼子里用同样的方式喂养，唯一不同的是，一只小羊的笼子外面还拴着一只狼，而另一只羊被放置在狼的视线之外。几个月后，能被狼看见的那只小羊发育不良，体重下降，早早夭折，而另一只羊则健康生长。后来，西纳对那只可怜的小羊进行了解剖，发现它的胃黏膜上出现了弥漫性溃疡。这个实验告诉我们，情绪活动与胃肠道黏膜的健康状况息息相关。小羊如此，人也并无例外。很多时候，一些腹部不适症状，比如腹痛、腹泻、便秘、反酸等，其实是精神状态异常在胃肠道的表现。细细想想，大多是有一些令人暴怒、痛苦的因素，或精神刺激、难以卸下的巨大压力等在先，那么出现后续的结果也就不足为奇了。简言之，许多不良情绪都会让胃苦不堪言。且听我慢慢道来。

02 愤怒时，胃黏膜也很受伤

你是否有这样的经历：因为一些生活琐事和别人大吵一架，或因与对方观点相左而争个面红耳赤，或是总教不会孩子做题而气得捶胸顿足。愤怒之余，你是否感觉血脉偾张、头晕耳鸣、胸口"怦怦"直跳？中国有句古话，叫"气急攻心"。仔细想想，吵架之后，是否感觉自己的胃口变得很差，气得吃不下饭？这并不是一种简单的主观感受。实际上，人在愤怒时，胃黏膜也很受伤。

当别人在承受你的愤怒情绪时，胃黏膜其实也在"默默忍受"。这是因为胃肠道其实是人体情绪的一面"镜子"，人体的情绪状态与机体的消化系统、免疫系统、内分泌系统紧密联系。当人出现愤怒这种不良情绪时，机体内相当于经历了一次小型的"炎症风暴"。胃肠道受到冲击后产生的一系列变化，在内表现为胃肠道黏膜充血，消化蠕动变慢；而在外则表现为反酸、嗳气、腹胀、腹痛等。

胃每天面对着经口进入的各式各样的玩意儿，有食物、病菌，还有更多莫名其妙的东西，早已身经百战了。虽然胃的自适应能力很强，但是有句话叫做"千防万防，家贼难防"。如果人本身产生了很多负面情绪，甚至这些负面情绪长期存在，就会给胃的工作带来极大的困扰。这其实不难理解，如果把人放在一个非常吵闹的环境，周围都是叫骂声、啼哭声，我想绝大部分的人都没法安心工作。胃也是如此，在长期负面情绪的裹挟下，胃的功能开始失调，即出现了"功能性消化不良"。如果只是消化不良倒还好说，一旦出现了溃疡甚至肿瘤等疾病的话，就必须接受正规治疗了。

03 抑郁症，胃的『沉默杀手』

　　有句话是这么描述抑郁症的——抑郁是一场心灵的感冒。伴随着现代快节奏、高效率的工作和生活，越来越多的人都得了这场"心灵上的感冒"。抑郁症患者的最典型表现是沉默寡言，消沉而孤僻。抑郁症不仅让患者在长久的沉默中饱受精神折磨，同样也会在沉默中给胃肠道造成非常大的损伤。

　　研究者对正常人群、胃癌患者和胃癌合并抑郁症患者的血清进行研究后发现，与正常人相比，这些患者机体内的活性氧水平显著升高，胃癌合并抑郁症患者血清中的氧化应激产物显著增加。活性氧在体内可谓是一个不折不扣的"破坏分子"，喜欢到处惹事生非，干扰其他的细胞正常工作，直到其他细胞被狠狠教训一顿（被活性氧氧化）后，才肯善罢甘休。

正如任何一个社会都会存在警察和罪犯一样，正常机体的活动中总会有活性氧的产生和存在，机体会及时处理掉这些麻烦。但是，当人体遭受抑郁情绪的困扰时，产生的活性氧显著增多，常规的应对措施已经无效，人体不得不出动更大的力量去应对。虽然最后成功控制了局势，但是给机体带来的创伤需要相当长的时间去修复。如果活性氧长期处于较高水平的话，机体的损伤一直得不到很好的修复，不仅加速机体老化，还会引起与氧化应激相关基因显著表达，随之而来的是细胞中的炎症因子增多，大大增加了细胞癌变的风险。

04 常常焦虑，小心『压出来』的胃癌

焦虑本质上是人们对当下或未来的事物可能会出现恶化的趋势时而感到不安的情绪状态。当你担忧工作能否按时完成，担忧自己的仕途，担忧孩子的课业成绩，总是感觉内心不踏实的时候，就是焦虑情绪在作祟。焦虑本身是一种常见的情绪，但是如果你在日常工作中，每天都感觉工作压力大，常常为了完成工作而长时间熬夜，总是被焦虑情绪所折磨，就要当心这种不良的生活状态了。实际上，焦虑带来的精神压力同样也会给人体的胃肠道带来巨大的压力，甚至会"压出来"胃癌！

曾经，门诊来了一位非常特殊的病人，他

是前北京军区某工兵团团长，受上级指派前往利比亚援建飞机跑道。当时还有 2 个月就要到当地的雨季了，工期不等人。他坚持白天研究图纸，详细记录道路情况，一身泥一身水，还经常风餐露宿，因为忙碌而顾不上吃饭；晚上接着研究当地气候特点、泥土特性和修补方案，有时为搞清一个问题通宵达旦地工作。在持续的工作下，工程在工期截止前顺利完成。但是在工作过程中，他开始出现胃疼的症状，而且越疼越厉害，有些时候疼得只能拿着布条系住自己的腰部。等终于可以回国时，他已经是进展期胃癌了。幸运的是，他在做完手术后恢复得非常好，现在仍然奋斗在工作岗位上。

为什么工作压力大会引起胃癌呢？人在过度紧张、焦虑时，交感神经亢进，其中神经末梢的突触会分泌一种名为乙酰胆碱的物质

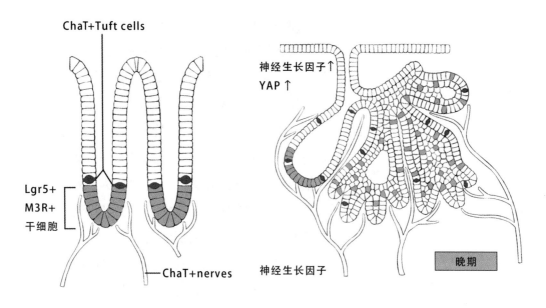

图 3-1　异常的神经活动诱发胃癌

用以传输神经信号。在正常情况下，乙酰胆碱是传递人体神经活动的重要物质。但是在一项美国和日本的研究中发现，过量的乙酰胆碱会促进胃部异常神经的出现，在这些异常神经的支配下，机体内异常的信号转导通路激活，产生的基因突变诱导了胃癌的发生（图3-1）。

05

借酒消愁『胃』更愁

感到焦虑烦躁的你有没有想过叫上三五好友，把酒言欢，一醉解千愁？且慢，话说"借酒消愁愁更愁"，不仅心里发愁，胃也发愁。排解不良情绪，如果方式错误，只会造成更大的创伤。

人们总说小酌怡情。其实，早有研究指出，每天饮酒超过 30 克酒精（也就是不到二两白酒）的人，患食管胃结合部腺癌的风险就要高将近五倍，吸烟者患癌风险则高二倍左右。若又吸烟又喝酒，那么即使每天仅摄入酒精 15 克，患癌风险就会高出八倍！《柳叶刀·肿瘤学》上的一项研究指出，在 2020

年，加拿大有 7 000 例新增癌症与酗酒相关，这些癌症病例中包括 24% 的乳腺癌，20% 的结肠癌，15% 的直肠癌，以及 13% 的口腔癌和肝癌。早在 2014 年，世界癌症报告就指出 3.5% 的癌症与酒精有关，每 30 例因癌症去世的患者中就有一例与酒精有关。酒精是世界卫生组织国际癌症研究机构（IARC）明确定义的 1 类致癌物。当你在觥筹交错中迷失时，胃肠道可能已经不堪忍受，气得跳脚，想让你赶紧清醒一点。

那么遇到不良情绪怎么办？首先，我建议寻求一些情感支持，很多时候这些不良情绪在和亲人、朋友等的聊天与吐槽中即可不知不觉地排解。就像人体的消化道从来不是胃或者肠子单打独斗，而是需要从口腔到肛门，每个消化器官的通力合作。人在社会中生活工作，只靠自己的力量过于渺小，而一些积极的心理干预指导，咨询心理医生，或者前往精神科就诊，并不是一件丢人的事。相反，这说明你已经充分认识到了自己的问题，并积极努力地去改善。

此外，我还推荐通过运动去排解这些不良情绪。运动不仅使人身体健康，而且让情绪更健康。2020 年世卫组织发布了《运动和久坐行为指南》，其中推荐成年人一周有至少 150～300 分钟的中等强度有氧运动，或至少 75～150 分钟的高强度有氧运动，这对降低全因死亡率、心血管疾病死亡率，降低高血压、2 型糖尿病和癌症发生率，以及睡眠和心理健康有益；对于儿童和青少年而言，每周至少进行平均 60 分钟 / 天的中等至剧烈强度的运动，以有氧运动为主，对心肺功能、骨骼健康、学习认知、心理健康和减少肥胖大有帮助。而且，你有没有发现周围热爱运动或喜欢晒出自己运动数据的朋友，往往都非常自信乐观。这是因为当人在运动一段时间后，机体会产生一种叫内啡肽的物质，它可以减轻运动造成的肌肉酸痛，并使人身心愉悦。很多人跑步上瘾与内啡肽的产生密切相关，医学上专门有个名词来形容这一现象，即跑步者的愉悦感（runner's high）。

所以来运动锻炼吧！让这些不良情绪和你的汗水一起挥发消失，把心灵的窗户擦亮了，温暖和煦的阳光就会照进来，不是吗？

06

A型血：为什么受伤的总是我

　　说到血型与情绪性格，不得不提到我的一个老患者胡教授。胡教授是一名空间技术研究员，师从中国航天之父钱学森先生。有一次，他看到我在电视节目中提到A型血可能跟胃癌有关，就结合自己的一些症状立马提起警觉，并去医院进行了体检，没想到确实查出了胃癌。

　　20世纪50年代，英国就有研究指出A型血与胃癌有关。之后，瑞典卡罗林斯卡医学院的研究者为了进一步验证这一结论，选取了瑞典和丹麦的1 089 022名献血者作为研究对象。一是因为献血者的数量相当庞大，二是这些献血者一定会留下血型记录。这项研究的调查时间也相当惊人，总共持续了 35 年。这期间，有 688 位受访者发现了胃癌，5 667 人发现了消化性溃疡。通过统计分析，研究者发现，与 O 型血相比，A 型血个体患胃癌的风险高出了 20%。

看到这里，A 型血的朋友不要灰心丧气，O 型血的朋友也不要暗自得意。之前提到研究者同时调查了消化道溃疡的患病情况，此时血型又产生了有趣的影响。在所有血型中，O 型血患有消化道溃疡的风险最高，A 型血反而成了溃疡的保护因素。与 O 型血相比，A 型血患者患胃溃疡的风险下降了 9%，患十二指肠溃疡的风险下降了 19%。所以说，血型的影响是非常奇妙的，值得进一步探索。

再来看针对中国人群的研究。国内有团队对 1 万多名中国人进行了研究分析，发现与 O 型血相比，A 型血和 AB 型血胃癌风险增加明显，其中 A 型血的胃癌风险增加了 13%，而 AB 型血则增加了 18%。所以说，无论西方东方，都有相似的研究表明 A 型血似乎增加了患胃癌的风险。那么这是为什么呢？

由于研究的局限性，具体的机制目前尚不明确。但是，上海瑞金医院的研究团队发现，与之前的研究结果类似，A 型血的胃癌风险显著高于其它血型，O 型血的胃癌风险则低于其他血型。进一步研究发现，与其他血型相比，A 型血患者中幽门螺杆菌的感染比例更高，足足高出了 42%。可以说，A 型血的人比其他血型的人更容易感染幽门螺杆菌，而幽门螺旋杆菌是被 WHO 列为最高警示级别的 1 类致癌物。在之后的章节中我们会详细分析幽门螺旋杆菌与胃的"爱恨纠葛"。

你是 A 型血吗？看到这里，A 型血的朋友是不是感觉有点儿心里发慌呢？其实不用太担心，血型跟癌症关系还有待进一步研究。我们建议大家要开朗乐观，同时做到定期体检，做到早发现，早诊断，早治疗。

07

胃肠和情绪的爱恨纠葛

这两年来，在老家的岳母体重掉得越来越厉害。老太太年轻时抽烟熬夜，几年前就确诊了胸腹动脉瘤，直径达到 7～8 厘米，已到了无法干预的地步。尽管跑遍了京城各大医院的血管介入科，两次住院调理（一次中医医院和一次西医医院）也几乎无济于事。这次岳父来电话说岳母突发胸痛，我和爱人有不祥预感。第二天，老人在几次难以忍受的剧痛后非常快速地离开了我们。虽然早有心理准备，但亲人的突然离世还是让我们陷入了极度悲痛之中。尤其是我爱人，她本身身体不好，极度的悲伤，连夜的陪床，再加之睡眠不好所以应用了少量安眠药助眠，在岳母去世第二天就出现了不同程度的恶心呕吐。等处理完岳母的丧事回到北京，她表情痛苦，嘴唇青紫，腰也不能完全直起来，几乎没有排气排便。我出于一名外科大夫的职业习惯给她查体，发现腹部胀痛，右上腹胆囊的部位最为显著，我的第一直觉是"是否胆囊炎？"于是，晚上我们去急诊做了CT和抽血，还好胆囊和胰腺都无大碍。但是接下来几天，她只能吃少量流食或半流食，这期间还用了各种保护胃黏膜和促进胃肠动力的药，效果也都不佳。突然有一天，我灵机一动，想到了临床科研合作的中医团队研发的治疗胃瘫的外敷贴剂。给爱人用上后，渐渐感觉胃肠在发热的基础上咕咕地蠕动了。大约过了十天左右，她逐渐恢复了胃肠功能。

胃瘫，也叫胃排空延迟，多见于胃肠道手术后的患者，因为手术后胃肠道功能恢复较慢。此外，胃瘫还可能由一些内分泌疾病以及生活因素所致，比如精神紧张，饮食习惯改变等。

原来，平时不为我们所关注的胃肠系统，在突然的打击下，工作也会停摆。合作的中医朋友告诉我，中医历来重视情志致病，"心身合一""天人合一"的整体观思想在《黄帝内经》时代就已经形成，而且影响着中医基本理论的形成，历代医家均把这种"心身整体观"应用于防治疾病和养生保健的过程中。

《黄帝内经》有"怒伤肝""喜伤心""思伤脾""忧伤肺""恐伤肾"的理论，认为五志与五脏有着密切的联系。怒是较为常见的一种情绪，"怒则气上""大怒则形气绝，而血菀于上，使人薄厥"，即大怒后肝阳上亢，气血上逆，出现头晕头痛、失眠等症状，经常发怒容易诱发高血压、脑血管病等。适度的欢喜情绪促进脑内内啡肽的分泌，可以使机体得以修复，保持人体的健康。但欢喜太过，则损伤心气，心气动则精神散而邪气极，出现心悸、失眠等兴奋过度的情况。"喜则气缓"，《儒林外史》中描写范进年老中举，由于悲喜交集忽发狂疾的故事就是喜伤心的典型病例。思虑伤脾，"思则气结"。思虑过度，影响脾胃的运化功能，出现食欲不振、纳呆食少、腹胀、神疲力乏等。忧思抑郁的人常易引起消化系统疾病，如胃炎、胃溃疡、胆囊炎等。忧悲伤肺，"悲则气消"。人在强烈悲哀时，可伤及肺气，出现干咳、气短、咳血等。《红楼梦》中，因多愁善感而悲忧伤身的林黛玉就是很好的证明。惊恐伤肾，"恐则气下"。过度惊吓可见二便失禁、摄纳不住、肾精不固，而发生骨酸痿厥、遗精等病症；还可干扰神经精神系统，出现神志恍惚、恐惧不解，耳鸣、耳聋、头晕目眩等。在生活中，惊恐的语言暗示真把人吓死的报道也屡见不鲜，可见恐则气下的危险性。可见，情志活动与脏腑功能关系十分密切。五志过极，则易引起脏腑功能紊乱，而产生不同的疾病。

西医里有很多关于情绪和胃肠道的研究，其中一种比较出名的理论叫做"肠－脑轴"理论。在刚出生的几天里，人体就已经被肠道微生物群定植。新的研究表明，胃肠道中的细菌，包括共生菌、益生菌和致病菌，可以激活神经通路和中枢神经系统信号系统。研究者在三分之一的抑郁症患者中发现，微生物毒素透过肠壁进入血液循环。在对焦虑症患者的研究中发现，益生元＊有抗焦

＊益生元的概念由格伦·吉布索于 1995 年首次提出，系指一些不被宿主消化吸收，却能够选择性地促进体内有益菌的代谢和增殖，从而改善宿主健康的有机物质。

虑和抗抑郁作用（Paiva/HR，Durte-Silva E,Peixoto C A,2020）。同时，在对小鼠的研究中还发现，肠道中细菌的缺乏与脑组织发育有关，这一研究可能为阐释精神分裂症的发生提供了新的思路。

聊了这么多情绪和胃肠道的关系，你是不是对胃肠道这套精密系统有了更深层次的理解？胃肠道远不止是"吃干饭的"，它跟人体的情绪状态息息相关，并有一套复杂且精密的机制来进行调控。对我们而言，保持良好的情绪状态不仅能对生活、工作起到积极的效果，而且对身体健康大有帮助。

08 因过度劳累失去的健康还能挽回吗

　　快节奏的现代化社会，各方面竞争的日益激烈，迫使个别企业在经营过程中要控制成本，包括人力资本，通过提高运营效率提高收益。

　　工作时间的延长会导致心理压力增大、消极情绪增多、疲劳水平增加、不健康行为（吸烟、酗酒等）增多，严重者则会引发各类疾病。从群体层面分析，超时工作能够影响个体心理、生理，增加工作角色和家庭角色的冲突，从而降低工作满意度和生活满意度。进一步的机制分析表明，工作时间越长，个体心理神经质的程度越重，睡眠质量越差，与家人共进晚餐的次数越少，显著降低了生活质量。此外，除了低收入群体，工作时间的延长也并不能带来工作收入的提高。

工作时间的延长，往往意味着个体可支配的时间减少。很多年轻朋友常常感觉自己非常缺觉、萎靡不振，上班时提不起精神。其实，睡眠的作用不仅仅是让人恢复体力。2020 年，医学权威期刊《细胞》上发表过一项哈佛大学的研究，研究者们将小鼠和苍蝇作为实验对象，在实验过程中不让这些小鼠和苍蝇睡觉，结果发现一些苍蝇最终死亡，进一步的分析显示，睡眠缺乏会导致动物体内活性氧的积累，随之产生了氧化应激反应，特别是肠道中这一反应更为明显。研究者们推测，严重睡眠限制导致的死亡很有可能是由氧化应激反应引起。

因此，企业应当关心员工的生理状态、心理健康水平和家庭需求，避免重复性、无意义的加班。而员工自身应注意调整自己的情绪状态，努力提升自身的心理和生理健康水平，平衡工作与家庭。身体健康就像是 1，只有身体健康，你才能在此基础上，创造出后面的无数个 0。

　　根据中国医学科学院肿瘤医院全国肿瘤登记中心最新数据，2018 年我国胃癌新发病例数约 40.3 万，平均每天就有 1 104 人被确诊为胃癌，其发病率高居我国恶性肿瘤的第 2 位，死亡率位列第 3 位。我国胃癌 5 年生存率仅有约 35%，而晚期胃癌患者的 5 年生存率更是不足 10%。胃癌已经严重威胁中国人的生命健康，给国家、社会和家庭带来了沉重的负担。

　　面对来势汹汹的胃癌，难道我们就没有好的应对策略吗？其实胃癌并没有那么"狡猾"，它的出没还是有迹可循，存在着明确的高危因素，并且可防可治。笔者曾经提出过"五心"防胃癌的理念，社会反响很好。在这里笔者将详细阐述，学会这"五心"，教您轻松远离胃癌！

情绪管理要"开心"

传统中医理论中有"怒伤肝""喜伤心""思伤脾""忧伤肺""恐伤肾"的说法，说明情绪对人体脏器功能有着直接的影响。实际上，生气、焦虑等并不只是人的主观感受。情绪直接连着胃，当你产生不良情绪时，胃也备受煎熬。当人长期处于精神高度紧张状态时，神经活动亢进，产生过量的乙酰胆碱，促进胃肠异常神经的出现，大大增加罹患胃癌的风险。

有人说"抑郁是心灵的感冒"。其实，抑郁情绪除了影响生活工作状态外，对人体健康也产生着悄无声息的伤害。当人长期处在抑郁状态时，人体的活性氧水平显著升高，不仅干扰机体的新陈代谢，加速老化，还会引起与氧化应激相关的基因显著表达，细胞中炎症因子增多，大大增加细胞癌变的风险。

有些朋友遇到烦心事，往往借酒消愁，但是借酒消愁"胃"更愁。所以，面对不良情绪，一定要选择积极的方式进行排解。和亲人朋友的聊天与倾诉，挥汗如雨的运动，抑或"寄情山水间，凡尘了自然"，都是通过健康积极的方式排解不良情绪。

分餐用筷要"用心"

尽管我们经常可以在电视、车站、马路上看到关于分餐的宣传标语，但是有些人依然觉得分餐很麻烦、没有人情味，甚至认为在西餐里才有分餐，吃中餐就是合餐。分餐真的是西餐的"专利"吗？自古以来，中国就有分餐的传统，在中国历史上著名的鸿门宴上，就有"项王、项伯东向坐，亚父南向坐，沛公北向坐，张良西向侍"的描述，可见当时就是分餐而食。到唐宋时期，随着桌子椅子的流行，合餐制开始逐渐取代分餐制，直至明清时期，合餐制才基本取代分餐制。

在新冠疫情的大背景下，保持社交距离是预防新冠的有效手段。分餐制保持了餐桌上的"距离"，避免了疾病的传播，逐渐成为主流呼声，支持分餐的政策规定也相继出台。商务部办公厅发布的《餐饮服务单位新冠肺炎疫情常态化防控技术指南（第二版）》中明确要求"餐饮服务单位应提供'一菜一公筷、一汤一公勺'，或者'一人一公筷、一人一公勺'服务"。可以说，分餐制是国家倡导、民心所向、势在必行。

那么为什么使用公筷如此重要呢？很多经口传播的疾病，比如甲型肝炎、手足口病，以及幽门螺杆菌等"隐性杀手"，往往就在一次会餐、夹菜夹饭中，通过筷子、勺子传播给无辜的人。正所谓"分餐不分爱"，分餐看似复杂繁琐，其实是对自己健康的负责，也是对他人健康的尊重。

高危因素要"留心"

不良的饮食习惯、幽门螺杆菌、遗传因素等都是可能导致胃癌的危险因素，我们要在生活中多加留心。

幽门螺杆菌是何方神圣呢？在世界卫生组织最高警示级别的 1 类致癌物清单里，幽门螺旋杆菌位列其中，是诱发胃癌的重要危险因素。研究显示，感染幽门螺杆菌的人群比其他人群的胃癌发生率高出

2～4倍。已有研究指出 A 型血与胃癌有关。同时，与其他血型相比，A 型血患者中幽门螺杆菌的感染比例更高。人是幽门螺杆菌的唯一宿主，其主要通过口–口、粪–口途径传播。如不能很好地做到分餐，往往是"一人感染，全桌遭殃"。感染幽门螺杆菌后不会出现特别的症状，仅可能有一些腹痛、腹胀、反酸、嗳气等非特异性表现。幽门螺杆菌感染没有特殊症状，那么怎么发现，又怎么治疗呢？其实，检测幽门螺杆菌只须做个碳–14 或碳–13 试验，往检测设备里吹一口气，即可初步判断出胃里是否有幽门螺杆菌。治疗的过程也非常简单，一般口服四联药物两周左右就能根治，之后需要到医院复查。如果依旧提示幽门螺杆菌感染，就需要遵医嘱继续使用四联或更换药物进行治疗。

在面对亲人因肿瘤而去世时，我们内心往往感慨病魔的无情。但是需要注意，如果直系亲属不幸因胃癌而去世，那么自身患癌风险也增高了近 50%，成为胃癌高危人群。由此可见，若有胃癌的家族史，那么应该尽早开始进行胃镜等项目的检查，避免延误诊断和治疗的时机。

需做胃镜莫"担心"

随着医学技术的进步，产生了很多新的胃镜检查方式。磁控胶囊内镜就是其中之一。患者只需吞下一个胶囊大小的装置，医生随即体外遥控操作内镜，拍照分析，患者回家后 1 到 2 天即可排出，全程几乎没有痛苦不适。若想要更准确地检查，无痛胃镜无疑是当下的主流选择。只需在手背上扎静脉针推入麻醉药后，美美地睡一觉。在做完胃镜后 20 分钟左右即可苏醒过来，期间有麻醉师保驾护航，之后一般不会有特别的不适，也不会对大脑神经活动造成影响，甚至有些人做完胃镜后还表示睡得很"爽"。

在胃癌早期筛查中，胃镜不可或缺，特别是对于高风险人群，应尽早开启胃镜筛查。那么哪些人应该定期去做胃镜呢？根据《中国早期胃癌筛查流程专家共识意见（草案）》建议，我国胃癌筛查对象为年龄≥40岁，同时符合下列任一条件者：①胃癌高发地区人群；②幽门螺杆菌感染者；③患有萎缩性胃炎、胃溃疡、胃息肉、手术后残胃、肥厚性胃炎、恶性贫血等疾病；④胃癌患者的一级亲属（父母、子女、兄弟姐妹）；⑤存在胃癌其他风险因素（常食高盐、腌制食物，吸烟，重度饮酒等）人群，应定期进行胃癌筛查。

胃病患者有"信心"

如果不幸发现了胃癌，请不要轻易丧失信心，得了胃癌不等于宣判死刑。在医学发展史上，一种疾病越常见，往往意味着其治疗技术越成熟，诊疗过程越规范。肿瘤学专家孙燕院士曾明确指出，"对于普通人而言，未来会有越来越多的癌症，也许就像糖尿病一样，仅仅是再普通不过的慢性病而已。"胃癌是我国目前的常见癌种，针对不同分期、不同类型的胃癌，都有着精确而详细的治疗策略。

早期胃癌指的是癌组织限于胃黏膜层及黏膜下层的胃癌，很多符合条件的患者甚至不需要开刀治疗，在内镜下就可以切除病灶，而且它的预后非常好，5年生存率可以达到90%以上，所以我们说"早期胃癌，九生一死"。社会大众需要建立胃癌筛查的理念，以便能够在早期发现胃癌。

进展期的肿瘤患者也要对战胜病魔有信心。随着腹腔镜微创手术和加速康复外科在胃癌中广泛应用，胃癌患者手术过程中的出血及手术时间大大减少，术后康复时间缩短，保障了患者的生活质量和长期生存。对于分期较晚的患者，我们在力争手术根治的同时也会综合多种手段，通过微创外科技术、精准的靶向治疗、广泛且适用的免疫治疗让肿瘤进展慢下来，延长患者的生存时间，甚至实现肿瘤与人体的长期共存。

信心对于胃癌患者而言极为重要。有研究指出，在诊断为癌症之后，很多患者表现出了自杀倾向，而且确诊后的前 6 个月内自杀风险最高。广大的患者朋友们，现代医学手段给我们打开了无数扇窗，一定要对战胜病魔有信心。面对胃癌，我们要在"战略上藐视敌人，战术上重视敌人"，放下心理负担，积极配合医生诊疗。如果周围的亲戚朋友发现了癌症，除医疗之外，一定要关注患者的情绪状态，积极开导患者乐观接受治疗。

"五心"防胃癌，您学会了吗？我们每个人都要主动改掉不良的生活习惯，养成健康的生活方式，做到胃癌早筛查、早诊断、早治疗，成为一个有"心"人。

胃，你好吗

第四篇

这些饮食，养胃还是伤胃

导语

　　人是铁，饭是钢，一顿不吃心慌慌。人活一世，很多时候无外乎吃喝二字。然而，正因为吃喝如此重要，如今社会上出现了很多关于饮食的种种奇谈怪论，非常博人眼球。有人说，吃大蒜能抗癌，有人说，喝奶茶会致癌，还有人说，建议大家早上不要喝粥，如此种种，不胜枚举。那么，这些观点哪些有科学依据，而哪些纯属以讹传讹呢？且听我慢慢道来。

01

牛奶：怎么选我当和事佬

听说牛奶可以中和胃酸，晚上反酸严重时可以喝点牛奶缓解吗？生活中大多数的人都有这样的疑惑。那么出现反酸不适时，喝牛奶有没有用呢？

为了回答这个问题，我们先来了解一下牛奶的营养价值及功效。牛奶是一种营养平衡的完全食品，含有丰富的优质蛋白、脂肪、糖类和矿物质，而且比例分布合理，容易消化。关于牛奶的功效，《千金翼方》中就有记载，"牛乳性平，补血脉，益心，长肌肉，令人身体康强，润泽，面目光悦，志气不衰"。从酸碱平衡角度分析，牛奶是一种弱碱性液体，具有一定中和酸的能力。在消化性溃疡等疾病的治疗中，一直应用弱碱性"中和胃酸"的治疗策略，即通过中和过多的胃酸减少酸液对溃疡黏膜的侵袭来缓解不适症状，如服用铝碳酸镁片。科学研究也证实，牛奶中含有一种磷脂类物质，可以在胃黏膜表面形成很厚的保护层，既能抵抗外来因子对胃黏膜的损害，又能促进溃疡愈合。因此，如果是胃酸分泌过多的患者，胃痛时喝一些牛奶可有效稀释胃酸，使胃痛症状暂时得以缓解；如果是胃溃疡引起的胃部疼痛，喝了牛奶后，会在胃部形成一层蛋白质保护膜，也有助于减轻或者避免胃酸对于溃疡面的刺激，起到保护胃的作用。不过也有研究显示，因牛奶中含钙和蛋白质，如果大量饮用会刺激更多胃酸分泌，促进胆囊大量分泌胆汁，进而增加对于溃疡面的刺激和自身消化，导致或者加重疼痛症状的发生。

适量喝牛奶可以起到中和胃酸、保护胃黏膜的作用，但这毕竟是对症处理。为了彻底解决问题，我们要知道具体有哪些因素能够促进胃酸分泌。目前生理学上已知能促进胃酸分泌的因素包括进食过饱、饮用酸性饮料、进食过多甜食、辛辣或油腻饮食、咖啡、吸烟、喝酒、服用某些药物等。此外，肥胖、食管裂孔疝等一些其他因素虽然没有增加胃酸分泌，但是促进了反酸的发生。从这一部分内容可知，如果想通过"中和"的办法当和事佬，用过量进食牛奶的方式同样是行不通的，反而会"越帮越忙"。

02

剩饭剩菜、腌制食品，吃还是不吃

在我们的日常生活中，针对饭食吃剩而出现的剩菜，扔了可惜，存着吃又不清楚是否会危害自身健康，因而剩饭剩菜也是令很多人头痛的问题。

实际上，剩菜并不是完全不能吃，可是需要留意，一些剩饭剩菜是一定要扔掉的！首先，剩饭剩菜有以下危害：

● 造成食物中毒。剩饭菜在冰箱中存放，可能会被病菌污染。如果从冰箱中取出后未充分加热就直接食用，则可能食物中毒。轻者恶心、呕吐、腹泻，严重者可能会休克。

- 造成营养不良。剩饭菜中 B 族维生素和维生素 C 等水溶性维生素所剩无几，如经常食用剩菜剩饭，会导致营养不良，体质下降。

- 增加癌变的可能。剩饭菜中有较高含量的亚硝酸盐，并且其含量会在放置数日内达到高峰。亚硝酸盐与蛋白质中的胺类物质反应产生的亚硝胺为强致癌物，因此经常食用剩饭剩菜，得癌症的概率大大增加。

- 降低食欲。经过一段时间放置的饭菜，色香味都会发生变化。尤其是几种剩菜混合加热以后，其味道会大打折扣，使人食欲下降，失掉饮食的乐趣。

对于不同的剩菜剩饭，我们需要不同的处理方式。

对于蔬菜：首先，蔬菜含有的能量特别低，建议一餐全部吃完。如果实在吃不完，因蔬菜含有较高水平的硝酸盐，在存放过程中因细菌活动逐渐转变成亚硝酸盐，所以建议就餐时不要用筷子过多地翻动蔬菜，剩余的蔬菜晾凉放到冰箱里，而且只放一个晚上，其中产生的微量亚硝酸盐不足以到危及食品安全。随着存放时间延长，亚硝酸盐的量逐渐增多，所以剩蔬菜不建议存放超过 24 小时。下一餐的时候要将剩菜充分加热再食用。

对于肉类或豆制品：这类食品的麻烦是可能有细菌繁殖，而且会含有危险致病菌，所以这类食物在室温下放的时间不能太久。放入冰箱中的时间越晚，微生物繁殖的"基数"越大，存放之后就越不安全。不过，这些危险致病菌及其产生的毒素在 100℃以上加热几分钟就能被破坏。如果没有热透，就比较危险。所以，剩的肉类和豆制品要尽快放入冰箱，而且制冷效果要好，保存时间不宜太久，再吃的时候须充分加热。

对于剩主食：剩的面食或米饭等主食主要的麻烦也是细菌，所以这类食物放凉后应尽快放入冰箱，避免不适宜的储存温度导致食物发霉或变质。而且，冷藏时间不宜太久，避免造成食物"垃圾"。再次食用时一定要充分加热。

对于再次利用的剩菜剩饭，最好是直接加热食用，也可做成稀饭、蔬菜粥、炒饭以及其他菜肴的配料。比如可以把大块的肉类分成小块或者切成肉丝，加入新鲜蔬菜再次入锅成为新菜，还可以与米饭一起烹饪做成炒饭。

另外，咸菜、咸鱼、咸肉、咸蛋等各种腌制食物也时时出现在我们的日常生活中。腌制食品味道重，因此对于一些喜好重口味、好吃咸食的人来说很是美味。但是由于腌制食品经过了多重加工，其营养价值会大大降低，而且可能会添加一些对人体健康不利的用料，所以多吃无益。腌制食品与多种疾病有关，让我们来细数他们的危害吧：

- 可加重肝脏负担。腌制食品在制作的过程中添加了防腐剂、增色剂、保色剂等，虽然这些添加剂不过量就不会引起中毒反应，但如果经常吃，还是会增加人体肝脏的负担，对健康不利。
- 可加重肾脏负担。大多数腌制食品属于高钠食物，如果长期进食，会导致盐分摄入过多，从而加重肾脏负担，而且会影响身体的水平衡，引起血压波动，对肾功能造成损害。

● 长期吃腌制食品易引起溃疡和炎症。因为这类食物中的维生素 C 被大量破坏，长期进食易导致维生素 C 缺乏，引起抵抗力下降，最后导致各种炎症和溃疡。同时，由于腌制时需要放大量的粗盐，这些食物的含盐量都很高。这样的食物进入胃后，会伤害到胃壁。胃壁上面的黏膜受到破坏，就会影响消化。除了高盐之外，腌制食物中还富含硝酸盐，在胃内细菌的作用下会转变为亚硝酸盐，进一步与蛋白质结合形成的亚硝胺是一种众所周知的强致癌物。所以，长期吃腌制食物的人特别容易罹患胃癌。

我们经常听说，一个家庭里，一个人的胃不好，其他人的胃也都不好，这恰恰有可能是因为一个家庭的饮食习惯不健康所致。

　　　　　　　　胃，你好吗

03 韭菜吃多伤胃，是真的吗

　　民间常说：正月葱，二月韭。这句话的意思是说农历二月最适合吃韭菜。此时的韭菜凝结了整个冬季的精华，在春雨的滋润下萌发生长，不仅口感好、香味浓，且最宜食用。韭菜的营养价值及医药价值均很高，早在《本草纲目》中就有记载，"生汁主上气，喘息欲绝，解肉脯毒。煮汁饮，能止消咳盗汗。韭籽补肝及命门，治小便频数、遗尿"。

　　韭菜是春天营养价值高的当季蔬菜，既可以作为蔬菜食用，又可以作为提味的食材，且有补肾温阳、疏调肝气、散瘀活血的功效，适合因肾阳气虚而引起夜尿频、盗汗、腰膝酸软、四肢怕冷等症状的人群。韭菜饺子、韭菜盒子、韭菜炒蛋等，是日常生活中多见的美食，其中以韭菜猪肉馅饺子最受大家欢迎。然而，韭菜虽为餐桌上的一道美食，生活中也有人因其而苦恼。比如总会有患者向我咨询：每次吃韭菜都会胃不舒服，是不是胃出了问题？由此可见，这部分患者一直饱受着韭菜的困扰。当别人开开心心地吃韭菜猪肉馅饺子时，他们只能望梅止渴。那么，这部分患者为什么会出现一吃韭菜就胃不舒服的情况呢？

很多人会因为韭菜好吃，但容易"烧心"苦恼。这是因为韭菜属于高纤维蔬菜，食用时咀嚼过程延长的同时会刺激唾液、胃酸分泌增多，而且韭菜味重、经久不散，不断刺激胃酸分泌，容易出现烧心不适感。同时，高纤维蔬菜延长了胃排空时间，韭菜在胃里停留时间久，胃酸分泌多，自然加重烧心感。尤其是胃酸过多、胃食管反流人群，更容易因为吃韭菜而犯病。胃黏膜受损、胃溃疡的患者会因为吃韭菜后刺激胃黏膜而产生胃痛，加重病情，不利于胃溃疡的恢复。

虽然韭菜中含有丰富的膳食纤维，能够促进肠胃的蠕动，但它也不易消化。正常情况下，适量吃点韭菜并无大碍。但肠胃功能不好的人，尤其是胃溃疡患者和肠胃不适、大便较稀的人，应尽可能少吃或者不吃韭菜，否则大量的粗纤维刺激肠壁会引起腹泻等不适症状。

如果生活中吃韭菜引起胃难受，不妨试试以下几招。可以适量喝些淡盐水或多喝温水。因韭菜在肠胃中不易消化，多喝温开水或在温开水中加些食盐饮用能促进排泄，让残留在肠胃中的韭菜尽快排出体外，烧心的症状就会慢慢消失。适当运动、腹部按摩也可以加速食物的消化。烧心症状严重时，我们可以口服抑制胃酸分泌的雷尼替丁或者奥美拉唑，来缓解胃部不适。

虽然吃完韭菜后出现的烧心可以用上述方法来缓解，但是并不是对所有人都能起到效果，建议大家一定要根据自身的情况合理食用韭菜。当吃完韭菜胃部不适加重时，最好能够及时就医检查，千万不要盲目用药，以免对身体造成更大的伤害。

晨起第一杯，该喝点儿啥

04

晨起第一杯，该喝点儿啥对身体最好？早上起床喝的第一杯最好是温的白开水，温度以口感舒适为准。因为晚上一直在睡眠中，整夜没有喝水，而呼吸、泌尿却仍在进行，要消耗许多水分，会使血液浓缩。如果饮些温开水，血液就得到了稀释，这样对身体有利。但是不能喝过冷或过烫的水，否则会刺激肠胃，引起不适。而喝淡盐开水，则会加重口渴，尤其对高血压病人极为不利。因为早晨是人体血压升高的第一个高峰，喝淡盐水会使血压更高。再加上我们中国人本身盐摄入量比较多，早上起床喝淡盐水更不科学。因此，喝温开水可以说人人适宜。有的人说，我经常便秘，早上第一杯喝蜂蜜水有没有关系？医生认为，有便秘史的人可以喝点蜂蜜水，但注意糖尿病人不能喝蜂蜜水，体胖的人早上第一杯最好也不要喝蜂蜜水，否则会使血糖增高，使人更胖。此外，早上起来的第一杯水最好不要喝果汁、可乐、汽水、咖啡、牛奶等饮料。

我们经常告诉好友和患者空腹时不要立即饮茶，尤其是浓茶。因为茶叶中含有咖啡因等生物碱，空腹饮茶易使肠道吸收过多的咖啡碱，从而使某些人产生一时性肾上腺皮质功能亢进的症状，如心慌、头昏、手脚无力、心神恍惚等。空腹饮茶还会冲淡胃酸，抑制胃液分泌，妨碍消化，引起胃黏膜炎症，甚至会引起心悸、头痛、胃部不适、眼花、心烦等。尤其是不常喝茶的人清晨空腹喝浓茶，更容易出现上述症状。这在医学上称之为茶醉。一旦出现茶醉现象，只要口含糖果或喝些糖水，即可缓解。另外，患有胃、十二指肠溃疡的中老年人更不宜清晨空腹饮茶，尤其是浓茶。因为过多的鞣酸会刺激胃肠黏膜，导致病情加重，有的还会引起消化不良或便秘。

有朋友会问，喝豆浆对胃好不好？豆浆含有丰富优质的植物蛋白，以及钙、铁、磷等微量元素，而且由大豆碾磨而成，更容易被消化吸收。喝豆浆一般不会导致胃酸分泌过多，如果喝豆浆出现胃部不适，可能是胃炎、胃溃疡等疾病所导致的，并不是豆浆所致。虽然豆浆营养比较丰富，但是有肠胃功能障碍的人应尽量少喝豆浆。豆类食物属于易产气的食物，在摄入后不容易被人体吸收，并且会产生大量气体，导致人体出现消化系统胀气症状，也会造成肠道系统的负担加重，所以有肠胃系统疾病的人应尽量少喝豆浆。

早上起床后，血液黏度很高，血压上升也最快，需要水来稀释。蜂蜜水含糖量太高，血压又对盐十分敏感，这些对血液循环健康都不好。因此，早上最好还是喝杯温温的白开水！

05

大蒜：江湖一直有我的传说

　　大蒜是一种大家都非常喜欢的食物，不仅可用于烹饪调味，还具有各种保健功能。曾经有科研人员对我国胃癌低发区和胃癌高发区人民的大蒜食用习惯与胃黏膜病变的关系进行了对比研究。最后，他们从研究数据中发现大蒜可以保护胃黏膜、抑制幽门螺杆菌感染和降低萎缩性胃炎发生的概率，从而降低胃癌的发生率。下面来让我们了解一下为什么大蒜可以预防胃癌吧。

　　大蒜中含有一种叫做大蒜素的成分，能够抑制亚硝胺在人体内合成，而亚硝胺是一种国际公认的强致癌物质。这是因为大蒜素能够抑制胃中硝酸盐还原菌的生长，一旦其受到抑制，胃中的亚硝酸盐就难以被合成，人体中的亚硝胺就会相应地减少，从而能起到一定的防癌作用。

胃中的幽门螺杆菌数量过多，会刺激和损伤正常的胃黏膜，而大蒜中的大蒜素可以显著抑制幽门螺杆菌在人体内的活性，进而减少幽门螺杆菌对胃黏膜的刺激和损伤。近期有研究结果表明，年食用大蒜5千克以下的人群，幽门螺杆菌感染率大约为61%；年食用量5～15千克的人群，幽门螺杆菌感染率大约为52%；年食用量15千克以上的人群，幽门螺杆菌感染率大约为54%。这也在一定程度上说明大蒜可以降低幽门螺杆菌感染率。

大蒜中含有二硫醇酮等多种含硫化合物，这能够促进人体胃肠道产生大蒜素，而大蒜素可以刺激人体的淋巴系统产生大量免疫细胞，从而可以增强人体的免疫能力。此外，二硫醇酮能够抑制一些致癌物质的酶活性，从而降低胃肠道肿瘤的风险。硫在元素周期表中的"邻居"是硒，而在一定条件下，硫和硒可以被置换。当硫被置换成硒时，形成的小分子化合物可能会加速人体内过氧化物的分解，减少恶性肿瘤所需的氧气供应，从而起到抑制癌细胞的作用。

此外，因为大蒜中含有大量的有机锗，常吃大蒜还可以修复人体的免疫系统。

总结一下，经常吃大蒜能够起到一定的防癌作用，但是并不能百分之百预防肿瘤的发生，所以大家也不能期望通过经常吃某一种食物来预防或者治愈肿瘤。我们还是应该通过多运动、不吸烟、不喝酒、不食用污染或过期的食物、使用分餐制等预防幽门螺杆菌感染，以及保持良好的身心健康来预防胃癌的发生。

06

富硒食物，真抗癌还是智商税

近年来，越来越多的富硒食品涌入市场，如富硒蔬菜、富硒谷物、富硒鸡蛋等。因为贴有富硒的标签，这些产品的价格甚至高出其他同类产品数倍。有人说富硒食品可以防癌，那么这是真是假呢？富硒食品真的这么神奇吗？

根据《中国居民膳食营养素参考摄入量》，成年人每人每日硒元素的推荐摄入量为 60 微克，可耐受的最高摄入量为 400 微克。日常生活中富含硒元素的食物有啤酒酵母，菌类，还有很多海鲜这样来自大海的食物。除此之外，一些植物可以吸收自然界中的硒元素。但是必须提出的一点是，即使食物中含有的硒元素高，也不代表人体可以吸收这么多的硒元素。一般而言，人体对菌类中有机硒的利用率和吸收率较高，对鱼类及谷物等食物中含有的硒利用率较低。同时，多吃水果和蔬菜也有利于硒元素在人体内的消化和吸收。

硒元素是人类和动物自身代谢中不可缺少的微量元素。可能是因为硒元素缺乏会加速细胞凋亡和内分泌失调，甚至还会造成免疫系统的溃败，而这些都是得了癌症会患上的疾病，所以大家会有补硒防癌的想法也合情合理。硒能提高人体免疫能力，以及促进淋巴细胞的分化速度。当人体内硒元素的含量增加时，癌细胞中环腺苷酸的水平也会相应提升，形成抑制癌细胞分裂增殖的内环境，有效抑制肿瘤细胞中脱氧核糖核酸（DNA）、核糖核酸（RNA）以及蛋白质合成，使肿瘤细胞在活体内增殖力减弱。

虽然有关研究表明，血硒水平的高低与癌症的发生有一定的相关。然而，仅仅依靠富硒食品，却很难达到抗癌的作用。《柳叶刀》杂志曾撰文指出，只有在缺乏硒元素的人体中，补充硒元素才具有作用，而对于一般人群，额外补充硒元素并不会带来明确的抗癌作用，甚至对于体内硒水平比较高的人群，补充硒元素还会带来健康风险。一项纳入分析了83项有关硒元素和癌症关系的研究显示，没有证据表明通过饮食或补充剂增加硒的摄入量可以有效预防癌症。

癌症的形成是受很多因素影响的，如生活作息以及外部环境等。在现阶段，并无科学有效的证据说明单纯提高硒元素的摄入量能有效预防癌症。相反，对于体内并不缺乏硒元素的正常人群，过多摄入硒元素甚至可能会造成脱发、恶心、呕吐等硒中毒症状，严重危害人体健康。综上所述，对于缺乏硒元素的人群或者地区，适当的补充硒元素会带来较为明确的健康获益，而对于大多数并不缺乏硒元素的人群，切忌盲目补硒。硒只是众多微量元素中的一种，并没有明确的防癌功效。

07

这杯饮料，戒还是不戒

　　风靡一时的所谓奶茶饮品，和草原居民所喝的传统奶茶有极大的区别。我们所饮用的奶茶多用植脂末、香精、色素和糖兑制，有些甚至是用更差的原料制成的。那么，珍珠奶茶中的"奶"和真正的奶比起来，在营养上有什么区别呢？

　　奶茶中虽然带一个"奶"字，但其中植脂末的主要成分是氢化植物油、乳化剂和酪蛋白酸钠，并不是奶粉。因此，它缺少钙、B族维生素和维生素 A、维生素 D，而且蛋白质含量很低。牛奶中的养分它基本都没有，相反，它含有大量的糖、饱和脂肪和反式脂肪酸。反式脂肪酸会提高患心血管疾病的风险，对中老年人来说，更不利于糖代谢和脂代谢。

奶茶中的香精和色素对人体又有什么影响呢？如果奶茶中的香精和色素是按照《食品安全国家标准 食品添加剂使用标准》添加的，而且你也喝得不多，基本不会有什么危害。但如果添加得太多，或者饮用量太大的话，就不太好了。尤其是过量饮用奶茶对孩子的智力发育和行为健康，都可能有不良影响。

同时，奶茶里面还加了大量的糖，喝起来非常甜。很多人都酷爱甜食，人们常说吃甜食心情会变好，但甜食的含糖量很高，这个"甜蜜的毒药"不仅对牙不好，容易长胖，让糖尿病患者遭殃等，而且容易引起胃部不适。尤其是胃病患者，不可以吃太甜的饮食。胃病患者包括急慢性胃炎以及消化性溃疡患者，建议最好不要吃太甜的食物，因为甜食可以产生较多气体，使胃胀满，出现腹胀、腹痛加重，从而加重病情。而且，甜食刺激胃内的胃酸分泌、产气，会造成胃黏膜损伤进一步加重，病人可能在吃完甜食之后会产生腹痛、反酸等症状。建议有胃病的患者尽量不要进食含糖量过高的食物，如奶油、蛋糕、巧克力以及一些碳酸饮料等，这些都会加重病情。

看来，奶茶，尤其是对孩子来说，还是尽量少喝为妙。如果实在想喝，也应选择卫生条件较好的正规饭店和商店，而且最好不要"一杯接一杯"。

08

三餐不规律的代价

从史料记载和考古发现来看，原始社会并无"一日三餐"概念，而是"饥则求食，饱则弃余"，定时吃饭是人类文明进步的标志。先秦时期，人们一般一天吃两顿饭，即"两餐制"。同作息时间一样，古人就餐时间也是根据太阳的起落而定的。这两顿饭可以看成是"早饭"和"晚饭"，但古人把一天中的第一顿饭称为"朝食"，即"饔"，把一天中的第二顿饭，即最后一顿饭称为"夕食"，即"飧"，也就是朱熹《集注》中所说的"朝曰饔，夕曰飧"。一日三餐由先秦时期的"两餐"演化而来，后来逐渐由富贵人家传播到一般人家。直

　　　　　　　　胃，你好吗

到宋代，我国才正式确立了一日三餐的习惯。

但是，现在随着大家生活节奏的加快以及观念的改变，三餐的习惯已经逐渐发生了变化。对于北上广深等大城市的上班族来说，有时候上班花费的时间就要超过1小时，除非特别早的起床，否则根本没时间吃早饭。午休时间短，午饭可能就随便扒拉两口。到了晚上经常需要加班，下班之后可能还得加餐。宵夜似乎成为释放压力、补充能量的必备一餐。长时间日常饮食不规律的代价已经出现，那就是胃受不了了。

不良的饮食习惯，比如不吃早餐、饥一顿饱一顿、三餐饮食不均衡或暴饮暴食等都是有损于健康的。胃肠有自己独特的生理节律，且每天的节律相对固定，会在相应的进食时间点分泌大量的消化液，最主要成分就是胃酸。这些消化液可以刺激胃黏膜，产生饥饿感。同时胆囊里的胆汁也需要按时排放用于消化食物。如果不按时进食，大量的胃酸就有可能造成胃黏膜损伤，导致胃溃疡的出现。长此以往，如果胃溃疡长期不能修复，就有可能发生癌变，胃癌便由此而来。记得曾有一位患者是40来岁的公司销售人员，由于要完成公司规定的销售任务，工作极其忙碌，经常出差，吃饭时间根本不固定。回家以后也懒得做饭，经常做一次饭就吃好几顿，放到冰箱里储存，因此经常吃隔夜食物，而且，隔三岔五就要出去喝酒应酬。当他出现腹痛腹胀的症状，终于疼痛难忍前来检查的时候，发现已经是胃癌中期。

三餐不规律还可能引起营养失衡。由于饮食不规律，经常不吃早餐，或饮食不均衡不能给身体提供足够的能量和营养。久而久之会导致皮肤干燥、贫血、衰老等营养缺乏的症状。研究表明，有饮食不规律不良习惯的人，骨密度远远低于规律饮食的人。对已发生骨质疏松的人来说，饮食不规律则是主要原因之一。除此之外，在三餐定时的情况下，人体内会自然产生肠－胃反射，可使二便规律，有利身体内代谢产物的排出。如饮食不规律，可造成肠－胃反射作用失调，产生便秘等症状。身体排毒不畅还容易引起痤疮等皮肤疾病。

太多的惨痛教训提醒我们，古人流传下来的三餐饮食习惯是非常重要的。我们建议：规律饮食，科学的饮食规律即定时、定量进食，少吃零食；科学地分配三餐热量，早餐吃好，午餐吃饱，晚餐吃少，国内著名营养专家，北京世纪坛医院的石汉平教授建议大家一天饮食的能量分配为早餐占比 50%，午餐 30%，晚餐 20%，可见早餐吃好何其重要！另外，注意饮食均衡，可参考平衡膳食宝塔的建议合理膳食结构，不合理、不科学的饮食或营养结构会导致肥胖；饮食与运动相结合，进食量与体力活动要平衡，保持适宜体重。

胃，你好吗

Q9 喝粥养胃的真相

很多朋友在自己胃不舒服时往往点一份粥的外卖。近日有媒体报道，数家网红粥店外卖环境脏乱差，后厨卫生状况不堪入目，甚至有员工将吃剩的排骨再下锅，真是让人害怕！在大家的心目中，喝粥往往和"养胃"画等号。但是我要明确告诉大家，喝粥远远没有你想的那样养胃。

从小我们都被长辈教育，喝粥要"趁热喝"，仿佛一旦粥放凉了就没有营养价值了，再喝就会拉肚子。实际上，粥作为一种非常烫的食物，趁热喝危害很大！2018年，国际癌症研究机构将"65℃以上的热饮"定为2A

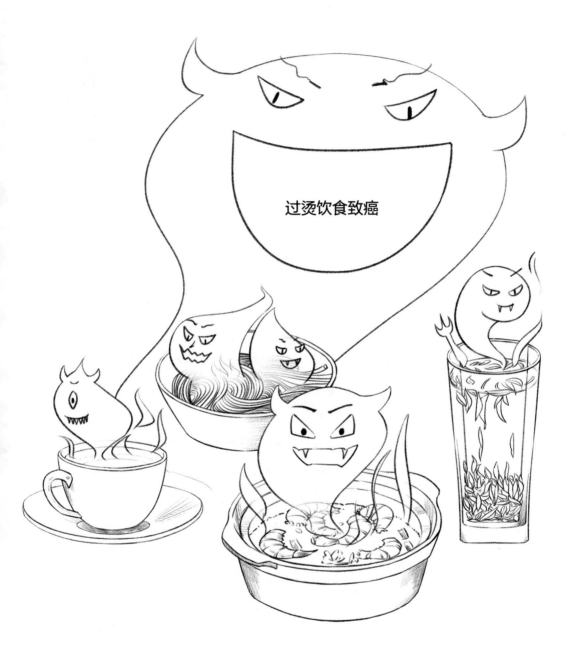

过烫饮食致癌

图 4-1　饮用过烫汤粥可能致癌

类致癌物，与高温油炸食品划为一类，是对人体致癌可能性较高的物质。

为什么吃热的食物会致癌呢？这是因为覆盖在口腔和食管表面的黏膜非常"娇贵"，通常合适的进食温度为 10～40℃，所能耐受的高温也只在 50～60℃，超过 65℃的热饮毫无疑问会对黏膜造成损伤，增加了形成溃疡以及发生食管癌的风险。据研究显示，每天食用滚烫食物的人患食管癌的风险是普通人的 2.74 倍。

在门诊和病房，经常可以见到患有食管癌或胃癌的老年人。回过头来分析他们的饮食习惯，趁热喝稀饭、爱喝热水、热茶是重要的致癌因素（图 4-1）。如果家里的老人有这种习惯，赶快告诉他们，不要再喝滚烫的食物了，最好是把粥、热饮等放温之后再喝，尽量避免对消化道黏膜的损伤。

在说完趁热喝粥的危害之后，我们再聊聊粥的营养价值。粥的主要原料是水和米，本质上是碳水化合物。早餐喝粥在营养上其实与吃米饭并无差异。我们每天已经摄入很多的碳水化合物了，包子、米饭、面条、馒头，等等。在碳水摄入上我们已经很"富有"了，缺的往往是蛋白质、维生素、膳食纤维等多种其他营养素。有些朋友还喜欢在粥里加糖，那么一碗粥下去无异于"热量炸弹"，这对于肥胖或是有糖尿病的朋友就不那么友好了。即使像皮蛋瘦肉粥、蔬菜粥这样看起来好像有一些营养的粥品，其蛋白质和维生素的量和直接摄入蔬菜和肉蛋奶相比也微不足道。

那么喝粥就真的一点好处都没有吗？当然不是。通过熬煮，粥中的淀粉大分子被水解破坏成小分子，更容易被人体吸收。粥作为一种半流质食物，在消化上也不会太多地增加胃的负担。在临床上，对于胃肠道术后的患者，因其消化道蠕动功能还很弱，此时可先通过粥等半流质食物逐步过渡到正常饮食。对于消化道溃疡的患者，在治疗期间，较稀的米粥作为一种易消化吸收的食物也是不错的选择。

对于我们大多数健康人群而言，喝粥一要注意避免"趁热"，二要注意粥本身的营养价值是有局限的。养成良好的饮食习惯，才是真正做到"养胃"。

胃，你好吗

10　吃盐吃出的胃病

　　盐，是人类生存必需的物质，也是人们生活中必备的调味品。我国自古以来历朝历代都有专职盐务官负责食盐的生产和买卖。在我国，盐的种类很多，主要有海盐、井盐和池盐，此外还有少量土盐，存在于北方个别县。盐确实很重要，但是吃多了也会坏事。

　　2019 年《柳叶刀》杂志发布的一项纳入195 个国家和地区人群的大样本研究指出，膳食精细、少纤维、高盐，促进了癌症死亡率的攀升。2017 年，中国因膳食少纤维、低水果摄入、高盐等饮食结构问题造成的心血管疾病死亡率、癌症死亡率均居世界前列，每 10

万人中就有 299 人死亡。这个数字相当可怕！重口味的高盐饮食往往与高血压、增加胃癌风险、加快钙流失、增加肾脏负担等密切相关。高盐饮食可以说是我国最为常见的饮食习惯。放眼全球，中国居民人均食盐摄入量高居第一，其中的 76% 来自家庭烹调用盐，6.4% 来自酱油，其余来自腌制食物等。根据中国居民营养状况调查显示，2012 年中国 18 岁及以上居民人均每日烹调盐摄入量为 10.5 克，再加上通过加工食品摄入的盐，以及食物本身固有的盐，中国居民实际盐摄入量在 12 克左右，是世界卫生组织推荐摄入量的 2 倍。

那么，高盐的饮食习惯到底让我们的健康出了什么问题？

高盐饮食极有可能损伤我们的胃。百姓餐桌上十分常见的腌制类食物，如咸菜、腌肉、泡菜等含盐量极高，过量摄取会使具有高渗透压的盐分直接对胃肠道黏膜产生刺激作用，导致黏膜屏障受损。虽然机体会对受损部位进行自我修复，但长期的高盐饮食会使受损修复进程多次反复，形成恶性循环，导致细胞癌变的可能性大大增加，进而诱发胃癌。除此之外，很多高盐食品可能添加了硝酸盐和亚硝酸盐，而这些物质是具有致癌作用的，可能会引发胃癌。

此外，幽门螺杆菌感染可能导致胃黏膜炎症、萎缩、肠化生等，使得胃酸减少，导致胃内酸碱度升高，更有利于幽门螺杆菌和其他细菌的生存繁衍，进而加重病情，循环往复，导致癌变的发生。有研究认为盐分加强了幽门螺杆菌的毒性，加速了胃黏膜损伤，促进了其癌变。

因此，我们建议日常饮食要清淡，每日食盐摄入应当控制在 5~6 克左右。养成良好的饮食习惯，有利于保护我们的胃部健康。

第五篇

远离高危因素

导语

　　仅靠食物养胃还远远不够，胃是一个"玻璃"器官，极其脆弱，易受伤害，多种看似毫不相干的事儿其实也会伤及到它。比如吸烟，按照常理理解，影响的是呼吸系统和心血管。但是，非常确切地告诉大家，吸烟同样会造成食管和胃的伤害以及贲门的松弛，更与胃癌、食管癌的发生密切相关。那么，除了吸烟之外，还有哪些意想不到的高危因素呢？

初探幽门螺杆菌

　　说起幽门螺杆菌，相信很多人对它并不陌生。幽门螺杆菌英文名 Helicobacter pylori，简称 HP，是一种呈螺旋弯曲状、末端钝圆、单极多鞭毛、微需氧的革兰氏阴性菌，长相好比毛毛虫，最爱生长于胃黏膜上皮细胞表面和胃黏液底层，在胃窦幽门部数量最多。它的抗酸能力极强，是目前所知唯一能在人胃中长期生存的微生物。据统计，幽门螺杆菌感染是导致中国 50% 以上的胃炎、胃溃疡，甚至胃癌的主要元凶。1994 年，世界卫生组织将幽门螺杆菌列为 1 类致癌因子。2005 年，两位研究者因为发现幽门螺杆菌与胃病的关系被授予诺贝尔生理学或医学奖。他们的发现过程是一个有趣的故事，下面我们来详细介绍。

早在19世纪，就有学者在做尸检时发现胃里有细菌，直到20世纪70年代后期，纤维胃镜开始使用以后才更容易从胃里取到的活检标本，为后面发现幽门螺杆菌提供了可能。澳大利亚的罗宾·沃伦（J. Robin Warren）是一位普普通通的病理科医生，他在工作中发现胃部炎症好像与胃黏膜中一种弯曲状细菌存在关联，于是邀请巴里·马歇尔（Barry J. Marshall）医生一起试图培养这种细菌，可是他们连续培养了很多次都失败了。有一次赶上复活节假期，他们不小心遗忘了一个培养物在实验室里，等到假期结束之后，他们却意外的发现里边竟然长出了菌落，他们兴奋的把自己的研究成果投稿到著名的医学杂志《柳叶刀》上，但没有想到的是，编辑和审稿人根本不相信胃的强酸环境居然有细菌能存活并导致胃炎，这篇文章很快被拒稿了。为了进一步提供更多，更直接的研究证据，他们提出了更大胆的研究设计，马歇尔决定拿自己做实验。马歇尔先对自己进行胃镜检查证明没有感染幽门螺杆菌，也没有胃炎，接着再喝下一大杯含有幽门螺杆菌的培养液感染幽门螺杆菌。一周之后，他的胃出现不适症状，到第十天，马歇尔通过胃镜检查发现胃里出现了明显的炎症反应。之后，他又从自己的胃黏膜上成功分离并培养出了幽门螺杆菌。这样从感染到产生炎症，再从炎症取活检培养出幽门螺杆菌一整套的实验环节，他们第一次完整的证明了胃炎与幽门螺杆菌感染相关。

当人们都坚信胃里是强酸性环境，不可能有菌生长时，马歇尔和沃伦的好奇心和探索精神使他们打破了固有认知，完成了科学突破，历史上的每一次重大发现又何尝不是如此呢！

胃，你好吗

02 幽门螺杆菌，非治不可

关于是否所有幽门螺杆菌感染者都需要治疗是一个学术界一直有争议的话题。根除幽门螺杆菌是公认预防胃癌最为重要的可控手段。但是，有研究针对全世界各个地区不同人种感染的幽门螺杆菌进行了系统分析，发现大约在50 000～70 000 年前，幽门螺杆菌从东非开始伴随着人类迁徙的脚步传播到世界各地。可以说，幽门螺杆菌与人类共存了几万年，是人类的"老熟人"了。此外，有许多人担心，根除治疗的四联疗法使用了两种抗生素，还有质子泵抑制剂和一种铋剂，会不会对人体造成不可逆的伤害？甚至有人担心，根除 HP 会打破原来的某种平衡，产生新的疾病，因此不是所有人都需要治疗。那么，感染 HP 有哪些危害？感染 HP 到底是否需要治疗？根除 HP 又有哪些益处呢？

幽门螺杆菌感染与慢性胃炎、消化性溃疡和胃癌的发病密切相关。幽门螺杆菌感染胃黏膜可导致慢性胃炎→萎缩性胃炎→肠上皮化生→上皮内瘤变→胃癌等一系列变化。感染 HP 后，所有感染者均会发生不同程度的慢性胃炎，部分伴有胃黏膜糜烂；之后，约 10% 的 HP 感染者会出现萎缩性胃炎和肠上皮化生，这就代表已经出现癌前病变；最终有约 1% 的感染者发生胃癌。从 HP 感染发展为胃黏膜癌前病变，一般认为需要至少 5～10 年或以上的慢性炎症过程。但是，近年来国内外的临床观察发现，在高达 4%～10% 的儿童、青少年 HP 感染者的胃黏膜组织中发现了病理性的癌前病变。因此，在 HP 感染率较高的地区，儿童和青少年胃黏膜癌前病变的发生可能比我们想象的更早、更普遍。

实际上，没有任何可靠的证据证明幽门螺杆菌对人体有益，没有症状也并不是没有伤害。根除幽门螺杆菌是预防胃炎、消化性溃疡及胃癌发生和复发的主要手段，尤其对于防治萎缩性胃炎的发展、恶化有决定性意义。在肠化生发生前根除幽门螺杆菌可能使胃黏膜的萎缩发生逆转，并且几乎可 100% 预防肠型胃癌的发生。

对于一般人群，如果没有症状，也可以根据个人意愿选择暂时不予治疗。但是对于一些高危人群来说，即便没有任何症状，也建议积极治疗。比如：长期服用非甾体抗炎药（NSAID）者，NSAID 会增加 HP 感染患者发生消化性溃疡的风险，计划长期使用 NSAID，包括小剂量阿司匹林者，推荐根除 HP；长期服用质子泵抑制剂（PPI）

者，长期服用 PPI 可致胃酸分泌减少，HP 定植从胃窦向胃体转移，易发生胃体胃炎，根除 HP 可降低或消除此风险；维生素 B_{12} 缺乏者，HP 感染可能与维生素 B_{12} 吸收不良相关，而维生素 B_{12} 缺乏多与自身免疫相关，根除 HP 可起辅助作用；胃病及相关疾病患者（表 5-1 ）。

表 5-1 需要根治 HP 的胃病及相关疾病

HP 阳性	强烈推荐	推荐
消化性溃疡（不论是否活动和有无并发症）	√	
胃 MALT 淋巴瘤	√	
胃癌家族史（HP 感染是胃癌主要病因）		√
慢性胃炎伴消化不良症状		√
慢性胃炎伴胃黏膜萎缩、糜烂		√
早期胃肿瘤已行内镜下治疗或手术胃次全切除		√
不明原因的缺铁性贫血，特发性血小板紫癜		√
其他 HP 相关性疾病（如淋巴细胞性胃炎，增生性胃息肉，Menetrier 病）		√
长期服用质子泵抑制剂		√
计划长期服用小剂量阿司匹林，或其他 NSAID		√
病理证实有 HP 感染		√

03

外卖的健康风险

外卖改变了现在年轻人的生活方式。在节奏飞快又内卷的时代，如何吃饭是一大问题。没时间做饭怎么办，不想做饭怎么办，单位食堂的饭不好吃怎么办，半夜还在加班肚子饿了怎么办……外卖行业的兴起为我们解决了很多问题。不辞辛劳的外卖小哥穿梭在车水马龙的街口，将一份份热气腾腾的可口饭菜送到我们手中，让我们想吃什么就能吃到什么，最大限度地减少了吃饭所花费的时间。但吃外卖时间长了，每到该点餐的时候就会犯愁，不知该吃什么，图片上原本诱人的食物看起来也让人没什么食欲，胃好像

胃，你好吗

在抗议，不愿意接受这些东西。好不容易找到满意的饭菜，大快朵颐后胃里却总觉得不舒服。这种生活节奏和饮食习惯看似"风平浪静"，其实可能早已"暗流涌动"。

根据中国互联网络信息中心发布的第 48 次《中国互联网络发展状况统计报告》显示，截至 2021 年 6 月，中国网上外卖用户规模达 4.69 亿，且大部分都是年轻人。但是，近年来关于外卖的负面新闻越来越多，众多问题中，食品安全问题无疑是最重要的。试想一下，如果将近 5 亿人每天吃的外卖是不健康的甚至是有害的，这将是一件多么令人不寒而栗的事情。

2021 年 3 月发表的一项研究显示，该研究涵盖了美国 35 084 位成年人，在长达 15 年中调查他们的饮食习惯，结果发现和每天在家吃 2 顿饭（或者更多）的人群相比，经常外出就餐的人（每天超过 2 顿，包括外卖）各方面的风险都大幅增加：心血管疾病死亡风险升高 18%，全因死亡风险升高 49%，而癌症死亡风险升高达到 67%！我们把外卖视为必需品时，外卖的健康品质也在越来越引起人们的关注。

究其原因，在外就餐或点外卖时，我们一般比较倾向于高热量、高脂肪的食物，而且盐也会比较多，这就使得不论是脂肪还是盐量的摄入都可能轻松超标，而蔬菜和水果的摄入则往往会比较少。这些不良的饮食结构会影响我们的身体健康。想想你平时爱点的外卖，炸鸡啤酒和烧烤，红烧排骨红烧肉，咖喱牛肉黄焖鸡，麻辣烫和串串香，这些不过瘾还要外加一杯冰可乐，是不是都中招了？

另外，外卖也可能使我们接触到更多的有害物质。因为在家做饭往往对食材的准备、存放和菜肴的制作都会比较注意，而一些不良商家只顾口感，根本不在乎食客的健康。

外卖餐盒和包装也可能对你的健康造成伤害。《环境与健康展望》杂志的一项研究指出，外卖包装可能是人体血液中 PFAS 的来源之一。PFAS（Per-and polyfluoroalkyl substances）的全称是全氟烷基和多氟烷基，是一类人工合成的化合物，耐高温且不易降解，可能致癌、导致体重增加、影响生育力、免疫系统和儿童发育。研究表明，PFAS 的迁移随温度升高、接触时间延长和乳化剂的存在而增加，且短链 PFAS 的迁移效率比长链类似物更高。研究分析了不同时间点（24 小时、7 天、30 天以及 12 个月）志愿者血清中PFASs 浓度与在快餐店或披萨店就餐、在餐厅就餐、在家食用外带食物、在外食用外带食物和食用微波爆米花之间的关联。对不同饮食类型志愿者血液中 PFASs 的浓度进行分析后发现，微波爆米花食用量和人体血液中 PFASs 浓度呈正相关；在家食用的食品量和人体血液中的 PFASs 浓度呈负相关。换言之，与在家吃饭的人相比，吃更多外卖的人血液中 PFAS 浓度较高。在家用餐次数越多，人体血液中的 PFASs 浓度越低。可能是家庭用餐很少接触到防油类包装，不会影响人体血液中 PFASs 的浓度，更加有利于身体健康。国内外卖餐盒主要经历三个时期：发泡餐盒时期，聚丙烯（polypropylene，PP）塑料餐盒时期和纸质餐盒时期。2008 年发布的 GB/T 16288—2008《塑料制品的标志》中明确了餐盒上的数字所代表得塑料材质，一般以 01 至 07 来表示，分别是聚对苯二甲酸乙二醇酯（PET），高密度聚乙烯（HDPE），聚氯乙烯（PVC），低密度聚乙烯（LDPE），聚丙烯（PP），聚苯乙烯（PS）和其他类塑料（PC）。

目前国内市场上绝大部分的外卖包装是 05 号（聚丙烯）塑料盒

和纸盒。外卖爱好者在订餐时应留心餐盒包装，可根据包装数字以及材质判定商家的餐具选材，尽量选择口碑商家。

　　说了这么多，不知道大家有没有和我一样的想法，特别怀念小时候妈妈叫你回家吃饭的感觉，那是用爱烹饪出来的简单却健康可口的饭菜，就像歌声里唱的"回家吃饭，回家吃饭，无论碗里盛的是什么都无比香甜"。嘿，朋友，别点外卖啦，妈妈喊你回家吃饭啦！

04

早饭晚饭，吃还是不吃

传统观点认为"早饭要吃好，午饭要吃饱，晚饭要吃少"。但现在生活节奏快，特别是年轻人，早上起不来，晚上应酬多，所以现实情况往往是"早饭马虎，午饭应付，晚饭丰富"。还有人为了减肥而选择少吃一顿饭，采用"轻断食"的方法来达到目的。那么"来不及吃的早饭"和"不该吃的晚饭"该如何平衡呢？

先说早饭。

从小妈妈就告诉我们："早饭是一天中最重要的一顿饭，一定要好好吃！"有观点认为，吃早饭可以提高新陈代谢，利于减肥。但有些人说，我早上起来一点都不饿，还要逼迫自己吃东西，实在是吃不下。还有人问，我们所认为的优质早饭，如豆浆配油条，煎饼果子搭豆腐脑，包子就米粥，不是太油腻就是以主食为主，真的健康合理吗？

吃早饭，可能符合昼夜节律或生物钟。昼夜节律影响我们生活的方方面面，比如睡眠、激素水平、体温、免疫力及消化能力等。首先，不同时间段胃肠道的消化能力是不同的。白天胃肠消化能力好，而晚上功能相对减弱，所以白天进食最合适。每天晚上要保证12小时不进食，让肠道有足够的休息时间。其次，胰岛素对葡萄糖代谢的敏感性从早到晚逐步降低。也就是说，同样的碳水化合物，吃的越晚，需要的胰岛素就越多，胰岛素水平波动也就越大。

《美国临床营养学杂志》上发表过一篇很有意思的文章——如果每天吃同样份量的食物，不吃早饭和不吃晚饭对身体的影响一样吗？研究人员招募了17名志愿者，年龄在21~30岁。这17个人被随机安排从不吃早饭或者不吃晚饭开始为期三天的实验。他们每一天吃的总热量相同，碳水化合物、脂肪和蛋白质的供能比也一样。研究结果表明，无论不吃早餐还是不吃晚餐，24小时内的能量消耗都增加了，不吃早餐增加41千卡，不吃晚餐增加91千卡。另外，不吃早餐时观察到脂肪氧化增加，餐后血糖水平显著高于不吃晚餐的情况，还增加了炎症反应的风险。长期如此，可能会让身体处于低度炎症状态，对血糖平衡产生不利影响。

从上述观点看，不吃早餐的危害更大。那么，晚餐就可以不吃了吗？

佛家说"过午不食"，加上现在轻断食的流行，有些人认为，不吃晚饭不但不会影响人的健康，反而因为诱发强烈的饥饿感而不容易生病。另有俗语说"马无夜草不肥"，不吃晚饭还可以达到减肥的目的，可谓好处多多。但也有人说，不吃晚饭的好处只有一个——省钱。

其实晚饭也有非常重要的作用。首先，晚饭同早、午饭一样，为人体提供能量。不吃晚饭，胃酸也会照常分泌，但因为没有食物可供分解，久而久之，胃酸会伤害胃黏膜，很容易导致胃黏膜糜烂、溃疡。其次，不吃晚饭容易诱发低血糖，营养供给不够，人的抵抗力也会随之下降。

其实，吃什么、怎么吃，比吃早饭还是吃晚饭更重要！《黄帝内经》的《上古天真论》告诉后人，如要获得健康长寿，必须做到"食饮有节"。《中国居民膳食指南（2022）》也对饮食结构提出了建议：保持均衡膳食模式，让新鲜蔬果、粗粮杂粮、蛋白质等粗加工、新鲜、营养丰富的食物占据你食谱的主要位置，同时严格限制高糖、高盐、高脂肪、高热量、低膳食纤维和低微量营养素的食物。

所以我们建议，早饭晚饭都要吃，而且要吃的合理。

合理的早餐应该是主食＋蛋白质＋蔬果均衡搭配。主食主要提供碳水化合物，可以用红薯、玉米、红豆、紫米等粗粮来替代面包、馒头、包子、粥、面条等精加工的主食。蛋白质包括牛奶、酸奶、奶酪等奶制品，豆浆、豆干、豆腐脑等豆制品，以及鸡蛋、肉等提优质蛋白质食物。蔬果为身体提供维生素与矿物质，新鲜蔬果均可。

合理的晚餐应该是种类多，能量少。晚餐应尽量增加种类，但是摄入能量要较低，所以不要吃的太多。同时，晚餐应该宁吃早，不吃晚。吃晚饭最佳的时间是 18—19 点。如果吃太早，睡前容易饿，影响睡眠。吃得晚，最晚也至少是睡前 3 小时，这样才能给肠胃足够的时间消化吸收。

早饭和晚饭，您知道该怎么吃了吗？

05 小心宵夜伤你胃

宵夜可以说是一种最具中国特色的饮食方式，更有朋友第一场聚会酒足饭饱之后，还有第二场聚会在虚位以待，甚至还有第三场。很多企业工作越来越繁忙，加班已经成为某些白领们的家常便饭。在这种常态下，以往的晚餐已经不能满足人们的能量需求。同时，在巨大的工作压力下，可以缓解负面情绪的宵夜也让人心中一亮。然而，愉悦的情绪会让食物的消耗加速，这本身又形成了一个恶性循环。随着食品外卖行业和智能手机软件的发展，宵夜订外卖也成为了常态。手指轻轻一动，等上几十分钟或个把小时，饭菜就到嘴边。这成为很多年轻人的日常生活写照。

小王就是一位在城市中心全景玻璃大厦写字楼内工作的白领。在外人看来，这是一份令人羡慕的工作。殊不知，每天巨大的工作压力和半夜的加班需要靠喝大量的浓咖啡才能坚持，一天下来令小王身心俱疲。小王唯一的乐趣就是加班后来一顿丰盛的宵夜和一杯美酒，吃东西的快乐令他放松。这样的生活已经持续一年有余。但是近来，小王越来越发觉宵夜吃着不香了，也吃不下了，食物不仅不像以前那样带来愉悦和轻松，反而时不时伴随着胃胀和胃痛，因此终于坚持不住去医院进行了检查。胃镜检查发现，胃里有个"火山口"，也就是胃溃疡。这个火山口里还能看到些许血丝。经过病理检查证实，原来已经发展成了胃癌。

其实，经常"误吃"宵夜对身体有一定的危害，尤其是胃。胃黏膜细胞更新换代很快，约 2 ～ 3 天就要更新一次，再生修复过程一般利用的是夜间休息时间。如果人们经常在夜间进餐，甚至暴饮暴食，胃肠道得不到充足的休息，打乱了正常节律，黏膜的修复不能顺利进行，就会导致黏膜进一步损伤。另一方面，夜间睡眠时，宵夜吃的食物尚未消化完，滞留胃中促进胃液的大量分泌，久而久之易导致胃黏膜糜烂、溃疡、抵抗力减弱。同时，大量食物导致的腹胀甚至胃食管反流也会影响睡眠质量，导致第二天精神疲乏，工作生活不能够专注，形成恶性循环。

经常吃宵夜还容易营养过剩，造成肥胖，过劳肥当然也有宵夜的一份功劳。吃宵夜时，人们往往为了"解恨"而当仁不让地摄入大量的肉、蛋、奶等高脂高蛋白的"硬货"。如果摄入的蛋白质过多，人体吸收不了便会滞留于肠道中，经过进一步消化产生大量的氨、吲哚、硫化氢等毒素，刺激肠壁黏膜。久而久之，诱发癌症。不仅如此，摄入蛋白质过多还会使尿液中的钙量增加。一方面降低了体内的钙贮存，易诱发儿童佝偻病、青少年近视和中老年骨质疏松症；另一方面，人已上床睡觉，尿液潴留在输尿管、膀胱、尿道等尿路中，不能及时排出体外。如果尿中钙浓度高，罹患尿路结石的可能性就会大大提高。如果单单吃宵夜不够，还要再喝上二两酒，则更容易与"酒精性脂肪肝"结缘。经常吃宵夜易使人体内血脂突然升高，而且血液在夜间经常保持高脂肪含量，夜间进食太多或频繁进食，会导致肝脏合成的血胆固醇明显增多，并且刺激肝脏制造更多的低密度脂蛋白，运载过多的胆固醇到动脉壁堆积起来，成为动脉粥样硬化和冠心病的诱因之一。同时，长期夜间过饱会反复刺激胰岛，使胰岛素分泌增加，久而久之，便造成分泌胰岛素的胰岛 β 细胞功能减退，甚至提前衰退，发生糖尿病。

总的来说，积极健康的生活方式应尽量避免吃宵夜。当然，并不是说任何时候都不能吃宵夜。每一个夜深人静的夜晚，都有数不清的普通人坚守在岗位上，才让我们的国家得以安宁。既然吃宵夜在所难免，就要注意科学地吃，选择合适的食物和方法。生长发育快的儿童、学习工作压力大的青少年、需加强营养的患者都适合吃宵夜。比较合理的习惯有：吃宵夜时间至少在睡前1~2小时；食物宜柔软易消化，如蔬菜、苏打饼干、低脂牛奶等；量不宜过多。宵夜中不良习惯，如饮酒，吃方便面、油炸食品、烧烤、腊制食品或过量进食等，应尽量避免。

对于经常加班熬夜的人来说，除了注意合理饮食，适量的运动必不可少。数据表明，每周150分钟的体育锻炼会显著降低患病风险，为达到每周 150 分钟的运动量而进行有氧运动大约可减轻 1%~3% 的体重。定期进行体育锻炼还与预防结肠癌等肿瘤有关。数据表明，每天至少需要进行 30 至 60 分钟的中强度到高强度运动，才能显著降低罹患这些癌症的风险。因此，我们建议运动遵循 357 原则——每一次运动至少 30 分钟，每周至少运动五次，运动时每分钟的心跳增加次数不超过运动前心跳的 70%（比如平时心跳为 80 次 / 分钟，运动后心跳不要超过 136 次 / 分钟）。走路或骑自行车等运动简单易行，不过若要长期坚持，选择哪一种运动方式还是要看您自己。无论如何，让自己动起来是必须要做的事儿！

胃，你好吗

06 关于久坐，你必须知道的事儿

在分享久坐的知识前，我们先聊聊椅子是怎么来的。椅子一开始并不是在中国出现的。在南朝的小说集《世说新语》里，有一个"割席断交"的故事，讲的是两个年轻人管宁和华歆，他们一直是要好的朋友，管宁性格沉稳，终日埋头苦读，但是华歆却耐不住读书的寂寞，性情浮躁。有一天，二人坐在一张席子上读书，有个身穿华服的人坐着马车从门口经过，华歆立刻放下书跑出去看，而管宁还是继续读书。当华歆回来时，管宁非常失望，于是把席子割成两半，从此分开就坐。可见直到魏晋南北朝时期，人们主要还是席地而坐。

椅子最早出现在公元前 4000 多年的古埃及，可见于图坦卡蒙法老陵寝的壁画上。而椅子传入中国则相对较晚，到西晋时期才由"胡床"演变而来，隋唐时期多见于权贵之间，后来逐渐流行开来。毕竟跟坐在地上相比，坐在椅子上要舒服得多。但是古人们恐怕没有想到，曾经是达官贵人才能享有的椅子，如今却随处可见，甚至还成为了威胁人们健康的罪魁祸首——因为在椅子上坐得时间太长，而引起了一系列的健康问题。

在钢筋水泥森林中，有这样一群白领，他们在自己格子间工位里的椅子上埋头工作，除了吃饭、上厕所，一坐就是一天。虽然这种热爱工作的精神值得表扬，但是久坐造成的健康风险不容小觑。有些朋友可能听说过久坐的危害，有些朋友觉得久坐没啥问题。今天就跟大家分享一下久坐会有哪些风险，以及如何克服。

坐得久了长痔疮，是真的吗？

是不是经常会有人这样提醒你："别忙活了，站起来活动下，坐得久了长痔疮。"坐久了得痔疮，听起来非常合理。有些医生会告诉你，长期保持坐着的姿势，会导致肛周静脉血液回流不畅，引起肛周静脉充血迂曲，进而形成痔疮。痔疮的实质是迂曲的静脉团，这一理论听起来似乎非常合乎逻辑，但是任何理论必须要有实验数据进行支撑。在 2015 年美国北卡罗来纳大学医学院发表了一项研究，针对 2 813 名受试者进行的肠镜检查显示，其中 1 074 人曾经得过痔疮。仔细分析这些人的生活习惯后发现，便秘人群发生痔疮的风险上升了 43%，高谷物纤维摄入人群发生痔疮的风险下降了 22%。最关键的部分来了，研究发现久坐行为降低了痔疮发生风险，甚至降低了 20%！

看到这里，很多朋友是不是觉得久坐长痔疮就是谣言呢？其实上述这项研究是回顾性研究，即由果寻因，对已经发生的结果倒回去寻找可能的影响因素。这一过程不可避免的会受到诸多其他因素的干扰。其中，虽然久坐行为看起来降低了痔疮发生的风险，但是这些久坐人群可能同时吃着高纤维食物，并且注重体育锻炼，抵消了长痔疮的效果。需要注意的是，不是任何锻炼都会起到效果，有些运动甚至加重了痔疮的发生。

对于有"痔"青年，那些对"敏感区域"，即会阴部进行刺激的活动要尽可能避免，比如长期骑自行车、频繁的深蹲运动等。除了这些运动，建议每周有3~5天进行适度的体育锻炼，可以有效促进定期排便，改善血液循环，增强骨盆区域肌肉力量和胃肠功能。同时要注重高膳食纤维摄入、改善肛门卫生、避免大便用力、养成定时排便的好习惯。切记不可不把排便当回事！

久坐得癌，并不是危言耸听。

坐得久了还能得癌症？您还别不信。全球公认的顶尖肿瘤专科医院美国 MD 安德森癌症中心在一项针对 8 002 名 45 岁以上中老年人群的前瞻性研究中分析了久坐和癌症死亡风险之间的关联。与以往通过受试者主观描述时间的研究不同，研究者给受试者右臀部佩戴了感受装置，要求受试者在清醒状态下坚持佩戴 7 天，从而保证准确测量久坐及运动时间。经过统计分析后发现：平均久坐时间越长，癌症死亡的风险就越高。总体久坐时间最长群体（≥13 小时）的癌症死亡风险比最短群体（<11.8 小时）上升了 82%！进一步研究发现，总体久坐时间与癌症死亡风险呈剂量－反应关系。也就是说，久坐时间每天增加 1 小时，癌症死亡风险上升 16%！有人说久坐 1 小时的

危害等于抽一包烟，真是丝毫不夸张。

除此以外，久坐还有哪些危害？

家里的小孩是不是一放学回家就窝在沙发里玩手机或者看动画片、打游戏，一坐就是大半天呢？这时候一定要警惕，久坐会对脊椎造成不可逆的伤害，特别是坐姿不规范经常会造成头部和骨盆前倾，非常影响体态。要是再翘着二郎腿窝在沙发里，看起来很舒服，实际上大大增加了腰间盘突出和脊柱侧弯的风险。因此，建议儿童和青少年每天应进行至少 1 小时的中等强度或高强度运动，每坐一个小时就起来活动 10～20 分钟。

久坐还会增加心血管疾病的风险。国际上已经有多项研究证实，一天中久坐时间超过 8 小时，心血管疾病的死亡风险上升了高达 107%。这是因为长时间久坐导致了人体血液主要集中在下肢，血液循环功能减弱，长此以往发生下肢静脉曲张、血栓、冠心病等心血管疾病的风险大大增加。因此，建议因工作需要必须长时间久坐的人群多饮水、每隔 30 分钟拉伸腿脚，必要时还可以穿医用弹力袜，促进下肢血液回流。

久坐还会导致抑郁症。国外一项权威机构研究证实，对于一天内久坐时间超过 10 小时的女性，其患抑郁症的风险上升了 72%。长时间久坐的人往往工作繁重、压力大，如果不能及时排解不良情绪，则将危害无穷。

我已经是久坐一族了，还有救吗？

看到这里你是不是有些害怕了呢？其实，之前提到的美国 MD 安德森癌症中心的研究也给出了解决办法。研究者发现，任何强度的运动都与较低的癌症死亡率相关。如果将 30 分钟的久坐改为 30 分钟的步行等低强度运动，癌症死亡风险将降低 8%；改为 30 分钟的中等至高强度运动，这一风险将降低 31%。这项研究说明，可以采用不同强度运动代替久坐，从而降低癌症死亡率。此处敲黑板：无论运动本身强度如何，只要进行运动就会获益！美国癌症协会指南中推荐：①成年人应保持每周全少 150～300 分钟的中等强度运动或至少 75～150 分钟的高强度运动，也可以中等强度和高强度运动相结合，最好能达到 300 分钟以上；②儿童和青少年每天应进行至少 1 小时的中等强度或高强度运动；③限制坐着、躺着看电视或者其他以屏幕为基础的娱乐方式。

　　看到这里，你还不放下书，站起来走两圈吗？

07

跑步跑到『胃抽筋』，这正常吗

你是不是有这样的经历：晚上参与了一场饭局，酒足饭饱之后看着自己日益富态的身材和逐渐增大的小肚子，感受到了一丝罪恶感，遂决定吃完饭跑跑步运动一下，希望能把体重减下去。可是刚跑起来没两步，就感受到肚子一阵阵的绞痛，今日的减肥大业又戛然而止了。

为什么一跑起来就胃疼呢？不会是得了胃溃疡或者更严重的疾病吧？

首先，我们要区分疼痛的来源。如果在跑步前吃得过饱，没有充分的热身锻炼，加上不正确的呼吸方法，很容易出现急性胸肋痛，也就是我们常说的"岔气"。疼痛主要体

胃，你好吗

现在肋弓下缘及肋骨间，容易让人误以为是腹痛。实际上，我身边的很多朋友在跑步之后的确出现了胃部不适的症状，有的表现为上腹痛、腹胀，有的出现了恶心、呕吐等情况。胃位于人体的左上腹部，心脏的下方。如果将肚子划分为四个区域，左侧偏中上这一区域的疼痛，最有可能是胃痛。如果跑完步之后这个区域一直有疼痛难忍的感觉，那么就要小心了，很有可能发生了胃痉挛。胃痉挛的本质是胃部肌肉抽搐。这么说可能有些抽象，为了方便理解，不妨类比为身体肌肉的抽搐。当你剧烈活动之后，是不是有时感觉大腿肌肉有一阵阵的酸麻感，肌肉非常僵硬，还时不时地抽动两下，自己的腿都不听使唤了。其实当你身体的肌肉在"抽筋"时，胃部肌肉也不好受。

设想一下，当你饱餐过后，胃正在勤勤恳恳地研磨、消化食物时，突然来了一阵剧烈的运动，胃里的食物上下颠倒，正常工作的胃只好"咬紧牙关"，把出入口关好，尽量避免食物、消化液等往上反流。由于需要的力量太大，胃部肌肉甚至出现了痉挛。但是，纵使胃再努力也抵挡不住剧烈运动的冲击，所以还是会有反酸、恶心的感觉。当你跑完步气喘吁吁时，胃终于也松了口气，祈祷下次你能对它好一点儿，至少等它先干完活再运动。

怎样避免跑步后的胃痛呢？我有以下几个建议。

运动后不立即用餐，特别是在运动后出现胃难受的人。运动后血液大多还作用于肌肉，供给消化器官的很少，这时用餐会加重肠胃的负担，导致胃部不适。运动后1小时可以吃一些流食、软食，避免吃生冷辛辣等刺激性食物。此外，运动结束之后不要立即停下来休息，可以做一些伸展运动，这样能帮助消除身体的疲劳，缓解胃部难受的情况。

胃病的运动疗法要注意全身运动与局部运动相结合，如配合一些适当的按摩治疗，调整胃肠神经功能，减轻症状，改善消化功能。有跑步后胃痛的患者可尝试以下的方法。跪姿前倾：双膝跪地，从膝盖到脚趾都要接触地面，上半身保持直立，双手自然下垂。缓慢坐下，直到体重完全压在脚踝上，双手自然放在膝上，保持正常呼吸。保持该姿势约30秒，放松后再将上半身向前倾。重复做3～5次。该动作有助于消除胀气、胃肠痉挛等。

　　如果腹痛过于剧烈或有明显绞痛，疼痛局限在某一个部位，如肚脐附近或上腹部正中位置，通过调整，症状不能减缓，则有可能是胃炎、阑尾炎甚至是胃穿孔等其他疾病导致的，应立即停止运动，马上就医。如果感觉合并胸闷、呼吸困难等，还要警惕气胸的发生。因此，如果休息不能缓解跑步后的不适，还是要及时就医。

　　　　　　　　　　胃，你好吗

08 熬夜玩手机，受伤的却是胃

　　手机已成为我们日常生活、工作和娱乐必不可少的一部分。上至八十老叟，下至三岁小孩，只要手指一滑就可以找自己想看的东西。不得不承认，手机给我们提供了巨大的便利，但同时也带来了很多问题。一些人重度依赖手机，手机甚至已成为其身体的一部分，无论在干什么，手机都寸步不离。走路在看手机，吃饭在看手机，蹲马桶在看手机，下班到家后窝在沙发里刷短视频、打游戏、购物。到该睡觉的点，躺在床上给手机充上电，然后继续玩手机，直到夜里两三点。结果第二天精神萎靡不振，大脑迟钝，眼睛干涩，胃里还经常一阵翻滚，然后打着哈欠，伸手又去摸手机……

　　中医经典著作《黄帝内经》提到"子时入睡"（即晚上 11 点至凌晨 1 点之间进入深度睡眠）最为

合适。晚上 11 点还不睡就算熬夜了。熬夜造成的身体损害是全方位的。既往有学者通过问卷调查和访谈法对某大学在校大学生进行调查发现：经过一段时间的熬夜后，84.1% 的学生出现皮肤暗淡、干燥、水肿、瘙痒、长粉刺等现象；89.7% 的学生眼睛干涩发胀，出现黑眼圈、眼袋，一段时间内视力明显下降，造成眼部疾病；77.9% 的学生有体重上升、女性生理期紊乱、肌肉酸痛、四肢无力、上火等现象；63.4% 的学生自觉胃肠道功能不好，致便秘、腹泻、食欲不振、消化不良；83.6% 的学生认为熬夜后会导致头昏、眼花，影响第二天的学习和工作。

熬上一宿眼睛和大脑最累这容易理解，为何第二天连胃都会向大脑抗议呢？

我们先谈一个"应激"的概念。通俗地讲，应激是机体在受到内、外环境因素，或社会、心理因素的刺激时所做出的一系列反应。体育比赛、饥饿、考试等可以让人产生应激，但这种反应往往较轻。大面积烧伤、剧烈的精神打击等可能会造成严重的应激反应。应激是中性词，在遇到一些环境或身体变化因素时，机体做出相应的调整以适应这类变化，此时的应激就有积极意义。然而，一旦引起应激的因素过于强烈，机体的适应性不足以克服变化因素的影响，或者应激带来的适应反应本身对机体也产生了不利影响，我们可能会受到其带来的伤害。熬夜也是一种可以产生应激的因素。

应激带来的病理生理变化是复杂的，其对神经系统和内分泌系统均造成影响。应激可以使内脏血管收缩导致缺血，进而导致胃肠黏膜糜烂、溃疡、出血等。因此，熬夜过后出现消化不良、食欲减退就很容易理解了。甚至在一些影视剧里，某个人物遭受重大打击，突然口吐鲜血，并不完全是戏剧化效果。此外，在熬夜时为了提神，许多人会吸烟、饮浓茶、喝咖啡，这也会对胃黏膜造成不良刺激，损伤胃黏膜，引起炎症反应。应激还可以使糖皮质激素升高，这种激素既可以帮助机体适应一些变化，但一定程度上也会降低人体免疫水平。对于恶性肿瘤的生成过程来说，免疫是一个中间环节。熬夜导致胃黏膜病变以及免疫水平的降低，如果长期如此，后果不堪设想。

另外，胃能够分泌一种有自我保护作用的 TFF 蛋白。TFF 蛋白是胃肠道黏膜损伤时上调的急性反应蛋白，具有很强的促细胞运动作用。这种蛋白质在胃表面形成的黏液层能保护胃黏膜不被坚硬的食物所伤。它还能够阻止胃酸和胃蛋白酶的消化以保护黏膜，并促进黏膜损伤后的修复。由于 TFF 蛋白在夜间分泌较多，所以因为熬夜而减少睡眠的人体内的 TFF 分泌减少，影响了胃的修复和黏膜保护功能，故而易发生消化不良或慢性胃炎，甚至胃溃疡，影响身体健康。

如果自己是熬夜人士的一员，又出现了较为长期的胃部不适症状，这里有三个建议。首先，要重新思考自己的生活方式，尽可能克服玩手机等导致熬夜的不良习惯，做到"非必须不熬夜"。其次，若不得不熬夜，则要注意加强营养。熬夜会带来一定的消耗，适当合理的营养补充是必须的，否则不但因饥饿而工作效率降低，还会造成消化系统不适及代谢异常。全麦面包、汤面、牛奶、鸡蛋、坚果、苹果、番茄等食物大多清淡，富含优质蛋白质、维生素、膳食纤维、钙和铁等营养物质，尤其富含 B 族维生素，可缓解疲劳、保护肝脏，并能安定神经、舒缓压力、提高注意力。最后，如果胃部不适的症状持续或加重，必须及时就诊。除潜在的胃癌风险以外，也要留意胃出血、胃溃疡或者溃疡导致穿孔的可能性。

半夜两点还在玩手机的你，还不快快关掉手机睡觉！

09

吸烟，受伤的不仅仅是肺

关于吸烟的危害，大多数人首先想到的是对呼吸系统的危害，比如会引起支气管炎，增加慢性支气管炎、慢性阻塞性肺气肿的发病概率，最重要的是会增加肺癌的发病概率。其实吸烟的危害不止如此，它还是很多心脑血管疾病的危险因素。

烟草中的尼古丁有兴奋作用，可以升高血压。而血压升高会改变血流动力学，损伤血管内皮（人体血管并非笔直，血压升高冲击血管内皮的力量变大，加速血管内皮受损）并可能引起动脉粥样硬化。高血压本身就是脑梗死的第一大风险因素，可能与心脏损伤（负荷增大，心脏需要更大的力量来抵抗住高血压，将血液泵出）；增加心肌缺血概率（心肌细胞需要更大的力气，但心肌供血量代偿增长是一个缓慢的过程）；增大冠状动脉粥样硬化性心脏病发病率有关，甚至引起心肌梗死。多数流行病学调查数据显示，冠心病、脑血管病病人大多数有吸烟史，即吸烟和心脑血管疾病的发病有相关性。另有调查显示，心血管疾病死亡人数的30%～40%由吸烟引起，吸烟越多，死亡率越高。

烟草中一氧化碳、尼古丁可能是引起冠状动脉粥样硬化的主要因素。一氧化碳可以和氧气竞争血红蛋白，使血红蛋白携带氧气能力下降，一方面造成组织缺氧，另一方面引起代偿性红细胞增多，增高血黏度。尼古丁可促进血小板聚集，且吸烟可使纤维蛋白原增高，影响花生四烯酸的代谢，使前列环素生成减少，血栓素A2相对增加，从而使血管收缩，引起心绞痛、脑梗死、心肌梗死等疾病。吸烟者发生中风的风险是非吸烟者的1.5倍。此外，伦敦国王学院一项纳入8 800人的回顾性研究表明吸烟还可能导致人智力下降。吸烟会减少脑部氧气及血液循环，导致脑部血管出血及闭塞，进而导致麻痹、智力衰退。

吸烟还会影响消化系统，是诱发消化系统肿瘤的危险因素之一。研究证明，食管癌、胃癌、胰腺癌和肝癌均与吸烟有明确的关系。烟草烟雾中含有的致癌物质多数具有始动和促进作用，其中亚硝胺对食管和胃黏膜细胞有致癌作用。烟草烟雾可以直接到达食管和胃，或溶解于唾液中，使致癌物质发挥作用。每日吸烟数量越多，吸烟时间越长，开始吸烟的年龄越小，则发生食管癌的危险率越高。而胰、肝则是由肺和口腔黏膜吸收的致癌物质通过血液发挥作用的。已知吸烟是胰腺癌最大的外源性危险因子。已患有肠胃疾病者，吸烟足以使病情更恶化，比如胃溃疡或十二指肠溃疡患者溃疡处的愈合会减慢，甚至演变为慢性病。除此之外，胆管癌、结肠癌、腺瘤性肠息肉（癌前病变）也可能与吸烟有关。

此外，吸烟能刺激神经系统，加速唾液及胃液的分泌，使胃肠时常处于紧张状态，导致吸烟者食欲不振。尼古丁也会使胃肠黏膜的血管收缩，令食欲减退。

10 把酒言欢，胃很难堪

酒精是世界卫生组织国际癌症研究机构（IARC）定义的1类致癌物，是全球癌症的主要原因之一。《柳叶刀·肿瘤学》最新发表的一项来自国际癌症研究机构的全球大型研究对饮酒导致全球癌症负担的最新评估表明，2020年全球大约有74万例新发癌症是饮酒所致，中国约有28万例。在所有酒精相关癌症患者中，男性占76.7%，女性占23.3%。从饮酒程度来说，分别有46.7%、39.4%、13.9%的酒精相关癌症是由于重度饮酒（每天饮酒多于60克酒精）、危险饮酒（每天饮酒20～60克酒精）、中度饮酒（每天饮酒少于 20 克酒精）所致；少量饮酒（每天饮酒最多 10 克酒精）也导致了 4.13 万例癌症。从癌症类型来看，酒精相关新发癌症中，绝对病例数最多的是食管癌（18.97 万例），其次是肝癌（15.47 万例）、乳腺癌（9.83 万例）、结肠癌（9.15 万例）、唇和口腔癌（7.49 万例）、直肠癌（6.51 万例）、咽癌（3.94 万例）和喉癌（2.76 万例）。

喝酒与胃癌关系极为密切。酒精可以导致胃黏膜损伤，引起胃黏膜糜烂充血、水肿，甚至溃疡。如果合并了其他胃癌诱发因素，比如长期进食高盐、熏烤、腌制的食物，长期熬夜、吸烟、心理压力大、生活不规律、幽门螺杆菌感染等，则在胃黏膜损伤的基础上易出现胃肠上皮化生、非典型增生等癌前病变，进而出现癌变。如果病人本身就有胃息肉、慢性萎缩性胃炎、胃溃疡的癌前病变，酒精刺激可以加速病情进展，短期内出现癌变。喝酒还会引起其他高达 60 余种疾病，对肝脏、脑部及神经系统、心血管系统都有很大危害。

重症胰腺炎是一个死亡率在 30% 以上的极其凶险的疾病，从发病到死亡可能只要几天时间。在引起重症胰腺炎的三大原因中，酒精就是其中之一。它的发病机制尚无共识。目前比较认可的说法是，大量酒精会导致十二指肠乳头痉挛，造成胰管堵塞，有腐蚀性的胰液排不出来，就会腐蚀胰腺自身，之后进入腹腔腐蚀各脏器。

经常喝酒的人很容易出现酒精性脂肪肝，其主要发病原因就是酒精物质的大量获取。人体获取酒精之后，需要在肝脏进行代谢。如果大量饮酒，肝脏承受不住，肝脏细胞就容易变性、坏死，进而导致酒精性脂肪肝。在肝脏细胞内脂肪物质含量增多的影响下，肝脏功能会下降，可能会伴随黄疸、肝区疼痛等，故酒精的大量摄入非常不利于肝脏保持正常功能。

经常喝酒的人容易受到痛风的折磨，常出现关节部位的疼痛，这些表现主要跟尿酸堆积过多有关。饮酒过量也会导致身体产生的尿酸增多，尿酸盐堆积之后，身体重要的关节、骨骼会受到刺激，进而产生疼痛感。

酒精性心肌病的产生是因为长期酗酒导致心肌细胞出现损伤。临床表现以心功能不全及心律失常为主，患者可出现心脏扩大、心悸、胸闷、乏力、气短、心律失常、自觉呼吸困难等，其根本原因在于乙醇和其代谢产物乙醛对心肌的直接毒害作用。与此同时，长期大量饮酒会导致营养素缺乏，特别是 B 族维生素缺乏，进而加重心功能不全。在治疗方面主要是让患者及早戒酒，同时给予相应的维生素补充，以及对心脏进行相应的营养心肌治疗。对于出现心力衰竭的患者，应该采用强心、利尿等治疗措施。长期的饮酒不但可能导致心肌病，而且可能导致肝脏、神经系统等的病变。所以对于长期喝酒的人群而言应该尽早戒酒，以免出现相关脏器的损伤。

如何才能完全避免酒精伤害呢？答案只有一个：不喝酒。不管什么酒，归根到底都含酒精，进入人体就会危害健康。很多人对低度酒或含少量酒精的饮品不以为然，觉得危害小，反而容易喝得更多。当酒精在体内累积到一定量时，伤害也是很大的。建议尽量限制酒精的摄入，最好做到不饮酒。当然，控酒、戒酒最重要的是自律。

30岁得胃癌，这是为什么 *11*

最近，一位年轻女士在她拍的视频里讲述了自己的生活经历，其内容深深打动了我。这位女士刚三十出头，但是年纪轻轻却诊断出了胃癌。她在视频里详细讲述了患癌的经过：在工作了一段时间后，她由于生小孩和照顾小孩辞去了工作，之后决定自己开店创业，就向亲戚朋友借了不少钱做启动资金。家庭的压力、创业的压力和财务的压力让她喘不过气来，每天感觉精神紧绷，头发掉了一大把。三餐也极度不规律，经常到了深夜才开始吃晚饭，而且几乎顿顿吃外卖。这样过了几个月，这位女士感觉自己的身体状态一天不如一天，总感到不

　　　　　　　　　　　胃，你好吗

明原因的腹痛。在家人的强烈要求下，她去做了胃镜检查。最后非常不幸，确诊得了胃癌。万幸的是发现还算及时，所以已经做完了手术，目前正在进行化疗。

听完她的讲述，我内心感慨颇多。"胃癌年轻化"不仅是近年来医学上一个较为新颖的研究方向，也是人民群众越来越关注的热点话题。尽管公众关注自身健康的意识越来越强，但一些年轻人仍认为自己有"忍耐"的资本，认为人人谈之色变的胃癌不可能发生在自己身上。如若因此耽误最佳治疗时机，则悔之晚矣。

胃癌本身症状隐匿，以上腹部痛、胀为主，缺乏特异性临床表现。加上年轻人对胃癌危险性认识不足，早期诊断率低，常被忽略或误诊为胃炎或消化性溃疡等。国内的数据表明，胃癌患者中30岁以下年轻人比例已由20世纪70年代的1.7%增加到当前的3.3%。美国的数据亦表明，其年轻人的胃癌发病率逐渐增高，现在已占据美国全部胃癌病例的30%以上。由此可见，胃癌并不会对年轻的你"网开一面"。

一般来说，胃癌和某些化学物质、生活习惯、环境因素、遗传因素等有相关性。年轻人预防胃癌要特别注意以下因素：

遗传性因素。如果存在一级亲属（父母和亲兄弟姐妹）罹患胃癌，则自身得胃癌的概率会超过普通人群。比如拿破仑的祖父、父亲以及三个妹妹都因胃癌去世，整个家族包括他本人在内共有7人患了胃癌。这部分人群在任何年龄段，都应该对可能的腹部症状保持警惕，必要时咨询专科医师，甚至在无症状时就要制定好适当的定期体检计划。

幽门螺杆菌感染。现在，各种媒体信息让幽门螺杆菌与胃癌的关系已被大家所熟知。已有较多数据表明，胃癌发病率的下降与幽门螺杆菌的根除密切相关。因此，良好的饮食习惯，比如坚持分餐制等仍应继续保持。如已有家人发现幽门螺杆菌感染，家庭中的其他成员更应该严格分餐。已感染的人群则应严格按照医嘱服药和复查，尽可能避免可能出现的耐药或根治以后的复发。

不良的生活习惯。吸烟、饮酒、摄入过多的烟熏、油炸食品、长期不良心理状态等，均增加胃癌发生的危险。随着现代生活节奏的加快，这些不良的生活习惯在人群中并不少见。如果自己是其中的一员，并且生活状态长期如此，一旦发觉身体有异常，更应积极到医院就诊，而不能抱有侥幸心理。

如发现自身异常，最好的办法就是去正规诊所和医院就诊。不要自行诊断，更不能讳疾忌医或者拼运气赌身体，一定要把可以发现、可以治疗的疾病扼杀在萌芽状态。

12 这些坏习惯让夫妻双方皆患癌

　　临床上经常会看到这样的现象，本来是丈夫陪着妻子来做胃镜，想着自己也顺便检查，结果两个人都双双查出来是胃癌，不免令人惋惜。这就是我们所说的"夫妻癌"，即夫妻双方相继确诊癌症。我们都知道，胃癌不是新冠病毒，它是不可能通过呼吸道传播的，甚至其本身根本不具有传染性，那么为什么还会存在夫妻双方都患癌的情况呢？

　　中文里有一个词叫"夫妻相"，说的就是夫妻二人在外貌、举止上很相似。对于长期生活在一起的夫妻而言，除了外貌相似之外，日常的生活习惯也会比较接近。俗话说"近朱者赤，近墨者黑"，如果夫妻二人都是运动达人，追求健康合理的生活方式，那么两人就会相互促进，达到一个健康的身体状态，患癌风险也会大大降低。相反，如果夫妻二人的生活习惯非常不健康，重盐重油、经常熬夜、不喜欢运动，长此以往胃会不堪重负，亮起"红灯"。

有时我们会看到新闻，一家人因为吃某样东西而集体食物中毒，导致群死群伤的严重后果。其实，对于一些由饮食因素引起的夫妻癌，可以视作"慢性的食物中毒"。在临床工作中曾遇到过一对老夫妻，丈夫因为结肠癌做了手术，他的老伴发觉自己也有类似的症状，于是做肠镜检查出了已经癌变的息肉，也做了手术。追问他们的饮食习惯，发现两个人长期有吃剩饭剩菜的习惯，并且喜欢吃重口味的食物。早上吃咸菜，晚上吃咸鱼干，盐的摄入量大大超标。可以说，这是非常典型的由食物因素引起的夫妻癌。

对于普通大众而言，肿瘤重在预防，那么如何预防"夫妻癌"呢? 首先，夫妻双方要保持积极乐观的心态，切忌互相埋怨、大吵大闹，这不仅伤害夫妻感情，更重要的是，长期的消极情绪会显著抑制人体的免疫系统，给肿瘤细胞的增殖、生长留下可乘之机。其次，夫妻双方要建立良好的生活方式，多吃粗粮、杂粮、豆类、新鲜蔬菜水果，少摄入煎炸、烟熏类及含有亚硝酸盐的食物。经常锻炼，戒烟限酒。WHO 推荐成年人一周进行 150 分钟的中等强度运动，可以有效预防多种疾病。第三，及时进行健康体检。体检不是浪费钱，而是重要的防癌手段。在健康上的花费是最有价值的投资，如果发现癌前病变，尽早治疗不仅花费较少，而且避免了肿瘤的进一步发展。最后，共同创造一个和谐温馨快乐的家庭氛围，对于夫妻双方和其他家庭成员的健康和疾病预防不无好处!

13 癌症警报：慢性萎缩性胃炎

慢性萎缩性胃炎是慢性胃炎的一种类型，指胃黏膜上皮反复遭受损害导致固有腺体减少，伴或不伴有肠化生或胃幽门腺化生的一种慢性胃部疾病（图5-1）。慢性萎缩性胃炎是一种重要的胃癌前病变。那么，这种疾病有什么症状？一定会发展成胃癌吗？有没有治疗的方法？别着急，我来逐一解答。

首先，这种疾病患者的临床表现无特异性，可能无明显症状，也可表现为非特异的消化不良症状，如上腹部不适、饱胀、疼痛等。部分患者可同时存在胃食管反流病，表现为反酸，烧心，上腹部不适等。部分患者可存在胆汁反

慢性胃炎　　　　　**慢性萎缩性胃炎**　　　　**胃癌**

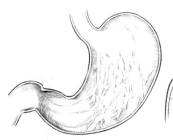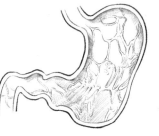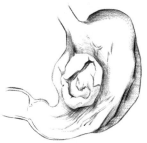

图 5-1　从胃炎到胃癌

流样表现，如口苦、嘈杂、嗳气等。不同内镜表现及其病理的严重程度与症状之间无相关性，所以一旦有上述症状出现，有必要做胃镜检查。

虽然这是一种癌前病变，但是不必特别恐惧和沮丧。因为它不一定会发展成胃癌，而且即使发展成胃癌也是一个很漫长的过程。对于单纯萎缩性胃炎没有肠上皮化生的患者，癌变概率为 0.1%/ 年，对于有肠上皮化生的患者这个数字也仅为 0.25%/ 年。癌变的发生往往需要数年或数十年，所以我们有充足的时间去应对。

慢性萎缩性胃炎该如何治疗呢？首先，我们要明确治疗的目标是延缓或阻滞病变的进展、降低癌变风险，改善患者的临床症状。幽门螺杆菌感染是该疾病的重要病因。有研究表明根除幽门螺杆菌虽然不能逆转已化生的黏膜，但可以逆转萎缩的黏膜，甚至可延缓肠上皮化生的进程。新鲜的水果蔬菜以及硒元素的摄入也能降低癌变的发生率。我国传统的中医疗法如摩罗丹、荆花胃康胶丸、气滞胃痛颗粒等对慢性萎缩性胃炎也有很好的疗效。此外，每 1 ~ 2 年的胃镜病

胃，你好吗

理随访也尤为重要。

另外，慢性萎缩性胃炎和慢性非萎缩性胃炎都属于慢性胃炎的范畴，两者既有联系又有显著的差别。我们先来看两种炎症的相同点。两者的主要病因均为幽门螺杆菌感染，症状都无特异性，可无明显症状，也可表现为非特异的消化不良症状，部分患者可同时存在胃食管反流病，根除幽门螺杆菌对两者均有很重要的治疗作用。

我们再来看它们的不同点。慢性非萎缩性胃炎为消化系统常见病，是胃黏膜在各种致病因素作用下引起的胃黏膜炎症病变。而慢性萎缩性胃炎指胃黏膜上皮反复遭受损害导致固有腺体减少，伴或不伴有肠化生或胃幽门腺化生的一种慢性胃部疾病。由此可见，其不同点在于萎缩性胃炎腺体的萎缩及化生。因此，二者病变治疗的结果有很大不同，慢性非萎缩性胃炎的病变治疗大多是可逆的，而慢性萎缩性胃炎的病变即使经过积极治疗，大多也只能控制及延缓病变的发展。它们对机体的危害程度也有所不同，慢性萎缩性胃炎已被列入胃癌的癌前病变范畴。

Correa 级联反应，即慢性非萎缩性胃炎→慢性萎缩性胃炎→肠上皮化生→异型增生→恶性肿瘤，是目前认可的胃癌发生的主要模式。由此可见，慢性非萎缩性胃炎和慢性萎缩性胃炎可粗略看成是一种胃黏膜病变的发展过程。因两种疾病的症状没有明显差异，且有逐步过渡的倾向，慢性萎缩性胃炎又是癌前病变的一种，所以即使胃镜诊断了慢性非萎缩性胃炎也不能疏忽大意、存在侥幸心理，应提倡早发现、早治疗。不过，我们不必过度紧张，因为过分紧张的情绪也会导致胃肠黏膜的屏障功能受损。只要在医生的指导下采取科学的治疗，就可以把疾病扼杀在初级阶段。

14

异型增生离癌有多远

随着我国经济水平不断发展，人民生活水平不断提高，人们对健康也越来越重视，越来越多地开始有意识定期进行肠镜、胃镜等检查。随着胃肠镜检查的普及，也发现了越来越多的胃肠黏膜异常病变。例如我每次出门诊时，都会遇到部分患者拿着在当地医院做的胃镜报告向我咨询，胃镜报告提示胃黏膜异型增生，是不是得了癌症？胃肠镜报告中出现的异型增生也许一直困扰着许多患者，部分患者发现异型增生后，整天焦躁不安，感觉天都要塌了。为了帮这部分患者从焦虑的痛苦情绪中走出来，下面就为大家普及一下什么是异型增生？异型

胃，你好吗

增生与癌症有着什么样的关联？

　　胃肠道黏膜异型增生，又称胃肠道黏膜上皮内瘤变，由德国病理学家格伦德曼在 1975 年首先提出，指在显微镜下观察到胃肠道黏膜的细胞形态异常、细胞分化异常和黏膜组织结构紊乱。格伦德曼提出黏膜异型增生后，这　概念被不同组织制定的诊断标准所采纳，如Padova 标准、Vienna 标准和 WHO 标准，三种分类标准均将胃肠道上皮异型增生 / 上皮内瘤变分为 5 级。Vienna 标准在国际上应用最为广泛（表 5-2）。

表 5-2　胃肠道上皮性肿瘤 Vienna 分型标准

1 级	无瘤变 / 异型增生
2 级	未确定的瘤变 / 异型增生
3 级	非浸润性低级别瘤变（低级别腺瘤 / 异型增生）
4 级	非浸润性高级别瘤变
5 级	浸润性肿瘤

　　东西方国家对于上皮内瘤变的分类也存在差异。轻中度异型增生在西方标准中不会被称为癌，而在以日本为代表的东方标准中，根据显微镜下形态的不同，将腺体规则、雪茄形核且极性保持的轻度异型增生称为腺瘤，将腺体不规则、核增大且极性消失的轻度异型增生称为癌。

　　综上所述可知，黏膜异型增生是一种癌前病变，并不是代表就得了癌症。就像鸡蛋的未来不一定是小鸡，癌前病变的未来也不一定都是癌。在常人的眼里，癌细胞就是洪水猛兽，是面目狰狞的恶魔。其实，癌细胞是由"叛变"的正常细胞衍生而来，甚至经过数年才长成肿瘤。如胃癌的形成：慢性浅表性胃炎→慢性萎缩性胃炎→肠化生→异型增生（上皮内瘤变）→胃癌，这一过程一般需要5～10年，甚至更长。国外的研究显示，约38%～75%的患者可发生逆转，异型性消失；19%～50%的患者病变长期维持不变；只有不到5%的患者，最终可能转变为胃癌。

对于黏膜异型增生的处理，患者最关心的问题是病变有多大概率会进展为癌，是否需要手术切除。针对胃肠道肿瘤，在萎缩、肠化生和异型增生等癌前病变阶段时，结合窄带成像放大内镜（ME-NBI）、激光共聚焦显微内镜（CLE）等新型内镜技术和病理切片中标记分子表达水平的检测，进行准确的分级诊断，并评估癌变或漏诊胃癌的风险。异型增生的分级与其预后密切相关。

对于高风险病变应予内镜下切除，既可有效治愈肿瘤，又可明确肿瘤的良恶性和病变范围。有报道显示，重度异型增生有85%可能会在15个月内进展为癌。因此，胃黏膜重度异型增生是一种癌前病变状态，推荐早期积极切除。在内镜下切除，包括内镜黏膜切除术（endoscopic mucosal resection，EMR）和内镜黏膜下剥离术（endoscopic submucosal dissection，ESD）出现之前，胃黏膜重度异型增生的积极治疗只能通过外科手术，不可避免地伴随着较大的手术创伤、操作风险和手术费用，患者依从性也较差。目前，根据病变大小和深度选择创伤较小的EMR或ESD，已成为胃黏膜重度异型增生的首选治疗方法。

对于风险较低的病变，可制订合理的随访方案，从而在早期发现恶变倾向并及时进行干预。轻中度异型增生恶变的概率明显较低，在一项平均随访期 6 年的临床回顾性研究中，胃黏膜轻中度异型增生进展为癌的比例不足 10%。此外，虽然内镜下切除的风险低于外科手术，但仍有胃黏膜出血甚至穿孔的案例。因此，对于轻中度异型增生，多主张保守治疗，密切随访观察。在保守观察过程中，我们应建立健康的生活方式，减轻异型增生加重的可能，进而远离异型增生发展为癌的可能。因此，我们在生活中应养成"三要、四戒"的良好习惯。

三要

一要养成健康的饮食习惯。俗话说，胃病三分治，七分养，养胃很关键。胃癌的发生与不健康的饮食习惯有非常重要的关系，因此要保持健康的饮食习惯，做到三餐规律饮食，多吃蔬菜水果。

二要积极治疗癌前病变或其他胃病。胃溃疡、胃息肉、萎缩性胃炎等胃慢性疾病与胃癌存在密切的关系，特别是胃溃疡和萎缩性胃炎与胃癌的关系最为明显。萎缩性胃炎被广泛认为是胃癌的先兆，炎症的发展、广泛的肠化生及严重的异型增生可导致癌症的发生。幽门螺杆菌可引起胃黏膜的炎症变化，在胃癌早期发挥作用。根除幽门螺杆菌可降低胃癌发生的危险。

三要定期检查。前面提到胃癌的发展过程一般是从慢性浅表性胃炎→慢性萎缩性胃炎→肠上皮化生→异型增生→胃癌，所以需要定期复查胃镜，特别是高危人群。如果发现癌前病变，及早处理。

四戒

一戒烟、酒及刺激性食物。吸烟、饮酒均增加胃癌的相对危险度，吸烟增加胃癌危险度 48%。并且，随吸烟年限、日吸烟量的增加及开始吸烟年龄的减小，其危险度呈明显增加趋势。饮酒增加胃癌危险度 82%。其中饮白酒者在所有类型饮酒者中危险度增加最为明显。有高危因素的人还需要戒掉浓茶、浓咖啡等刺激性食物。浓茶和浓咖啡里面含有比较多的咖啡因，过量的咖啡因会刺激胃黏膜，导致胃酸分泌增加，造成胃黏膜和胃的损伤。

二戒高盐、腌制、过期、发霉、油炸食物。诸多研究表明，经常食用高盐食物可增加胃癌的发病风险。腌制食品中的亚硝酸盐是潜在的致癌因素。烟熏食物可增加胃癌患病的危险。过量摄入过期、油炸食品及霉粮等可能是某些地方胃癌高发的危险因素。

三戒暴饮暴食。暴饮暴食很容易加重胃的负担，尤其是长期处于饥饿状态之后大吃一顿，对胃极为不利。胃的承受能力是有限的，大吃大喝必定会损伤胃。当口渴非常厉害时也不能大量饮水，否则会冲淡胃酸，导致胃病。

四戒坏心情。气大胃痛，胃是我们应激状态下是最敏感的器官，不良情绪（如抑郁、紧张、焦虑等）可以使局部的儿茶酚胺增多，导致血管收缩，胃黏膜缺血，黏膜缺血的程度通常与病变的程度呈正相关。黏膜缺血会使上皮细胞不能产生足量的碳酸氢盐和黏液，胃酸突破胃黏膜表面的黏液层，直接引起胃黏膜糜烂，久而久之出现溃疡等癌前病变。

胃，你好吗

15 胃肠也得分家：肠上皮化生

顾名思义，肠上皮化生就是胃黏膜转化成了肠黏膜。您一定想知道它是怎么来的？对身体的危害大吗？是怎么预防和治疗的？让我们静下心，容我一一化解您的疑问吧。

肠上皮化生（intestinal metaplasia，IM）是指由于胃黏膜长期慢性炎症刺激导致正常的胃黏膜上皮细胞被肠黏膜上皮细胞取代，进而出现杯状细胞、帕内特细胞及吸收上皮细胞的一种病理形态学改变，被认为是胃癌癌前病变。长期的慢性炎症刺激是肠上皮化生的始动因素，而多种因素能造成这种长期的慢性刺激。高龄、吸烟、饮酒、不良的饮食习惯、幽门螺杆菌感染、胃癌家族史、胃食管反流病、维生素 D 缺乏等可能共同参与肠上皮化生的发生、发展。

肠上皮化生是胃癌的癌前病变，它对身体的危害是不言而喻的。研究表明，肠化生患者发生胃癌的相对风险为健康人的 10～20 倍。荷兰的一项 10 年大规模随访队列研究表明，肠上皮化生患者的癌变率为 0.25%/ 年。乍一看这个概率连 1% 都不到，似乎并不可怕。但如果我告诉您 60 岁以上慢性萎缩性胃炎患者肠上皮化生的发生率是57.6%，这个数字是不是相当的惊人。

对于肠上皮化生的治疗国内外均存在争议，目前尚无统一指南。虽然有研究表明根除幽门螺杆菌的治疗并不能逆转肠上皮化生，但有临床研究表明，抗幽门螺杆菌能够改善胃黏膜腺体的萎缩程度，降低胃癌发生的风险。众所周知，长期服用非甾体抗炎药对胃黏膜屏障功能有损害作用，然而学者们亦发现，非甾体抗炎药的应用可降低肠上皮化生患者的癌变发生率，同时联合抗幽门螺杆菌治疗可有效逆转或抑制肠上皮化生。随着内镜技术的进步，内镜下黏膜的切除为肠上皮化生的治疗提出了新的思路。相信随着对肠上皮化生的进一步认识，我们会找到更好的治疗方式。

胃，你好吗

第六篇

留心来自身体的微小信号

导语

我们的身体在发生病变时会发出预警信号。正如汽车行驶太久，出现机械故障时往往会发出一些杂音一样，当人体内发生病变时，也会发出一些"杂音"，需要我们仔细聆听，尽早识别出来自身体的微小信号，从而早发现、早诊断、早治疗。那么如何识别出这些微小信号，哪些又需要我们特别注意呢？

01 肚子不一定饿了才『咕咕叫』

肚子咕咕叫是日常生活中大家再熟悉不过的信号，意味着肚子饿了该进食了。但是，我想大家可能会有这样一个疑问：为什么肚子会发出咕咕的声响呢？一般情况下，肠腔内既有气体又有一定液体。肠管在蠕动的过程中，肠腔内的气体及液体会随之流动，此时会产生咕咕声。这种声音在医学上称之为肠鸣音，形容为"气过水声"，这是很形象的。大家一定有游泳时在水中换气吐气的经验，那个声音就和肠鸣音很相似。

一般来说，当肚子叫时我们都会认为是饿了，但是有时候肠子的叫唤声特别大，或者特别小，又或者特别频繁，这是什么情况呢？首先，我们必须知道正常的时候肠鸣音应该是什么样的。正常情况下，肠鸣音每分钟可以出现4～5次，而且出现时比较有规律，声音也比较浑厚。日常生活中关注自己胃肠的人肯定会注意到自己正常情况下的肠鸣音。因此，当出现肠鸣音跟平时不同时，应当注意可能存在异常。

肚子里发出来的声音，大部分来源于肠道，但是由于腹腔内胃肠的形态，以及内脏和躯体的感觉神经并不相同，内脏的感觉定位远不如躯体准确和敏锐，因此有时候会误认为是胃出了问题。如果单纯肠鸣音增加而无其他不适症状，首先还是考虑为消化道功能紊乱。造成胃肠功能紊乱的因素很多，其中最常见的就是情绪因素。我们都知道，当我们面对工作压力、升学压力等各种生活压力的时候，经常会出现肚子频繁叫唤以及腹泻的情况。或者在进食辛辣食物等刺激性食物的时候，会反应性腹胀、腹泻，肠鸣音频繁。此时可以调整自己平时的生活习惯、饮食习惯、作息、情绪等。如果这种现象是持续的，还是建议去正规的诊所或者医院就诊，必要时进行胃肠镜检查，以明确是否还伴有其他器质性病变。如果确实无器质性疾病，可以考虑做以下两方面的调整：①多吃一些容易消化的食物，细嚼慢咽；适当控制总进食量，避免暴饮暴食；对于烟熏、油炸食物，要限制其摄入；②调整作息和心理状态，规律每天的生活节奏，尽可能避免熬夜。

除此之外，肠鸣音增强或者减弱可能是由哪些疾病引起的呢？有哪些原因使得肚子咕咕叫得更明显呢？首先，消化功能减弱。这种情况发生时，食物不能被充分消化并残留在肠道当中。在肠道菌群的分解作用下，大量的"废气"会存留在肠道中。同时，由于肠道吸收功能降低，水分不能够被有效吸收，肠道在内容物的不断刺激下蠕动，

胃，你好吗

肠鸣音会比平时更加频繁，而且听起来更加高亢，可能还伴有腹胀的症状。

胃肠炎症也是一种常见的导致肠鸣音活跃的原因。在发生急性肠炎的时候，肠鸣音比较明显。部分人在炎热的夏季没有注意饮食的安全和卫生，进食了不恰当的食物后可能会引发肠胃炎症。在肠胃炎症的影响下，肠鸣音可能会相对明显，甚至会伴随着腹痛、腹泻、腹部胀气的情况。如果是急性肠胃炎，应该马上采取治疗措施。

还有一种可能就是消化道出血。消化道出血的明显标志就是肠鸣音频繁出现。因为在消化道黏膜受损出血时，肠道蠕动速度加快，就会引发明显的肠鸣音，肠鸣音可能每分钟有6~10次。如果存在这种情况，应该高度重视，及时检查身体，看看是否存在消化道出血的症状。

最为严重的一种情况就是肠梗阻。肠梗阻的种类有很多。如果每分钟肠鸣音出现超过10次，而且声音明显，有可能是机械性肠梗阻引起的。机械性肠梗阻的常见原因是粘连、疝、肿瘤、异物、炎症性肠病、粪便嵌塞及肠扭转。在机械性肠梗阻的发展过程中，患者会有肠鸣音亢进的情况，可以发现肠鸣音非常响亮，类似叮当声或者金属音。但凡怀疑有肠梗阻的患者都应住院治疗，急性肠梗阻的治疗和诊断必须同时进行。

经过这些介绍，大家是不是发现，原来从一个肠鸣音还能发现和判断这么多问题呢。所以，建议大家日常也关注自己的肠鸣音。但是，最重要的还是要有一个规律、合理的饮食习惯，以及健康积极的情绪状态。

02

停不下来的饱嗝

一说起打饱嗝，大家首先想到的是不是这顿饭吃的非常心满意足？现实生活中也确实如此，很多人吃饭一定吃到打饱嗝才算完。但是，大家一定遇到过饱嗝停不下来的情况，如果在工作、上课时间，还显得十分尴尬。这是不是也很令人发愁？大家往往会采用各种民间土方化解，有的是塞耳朵，有的是被人吓一跳，有的是憋气，千奇百怪。那么今天我们就看看这个常见的饱嗝到底有什么神通。

从专业角度来说，饱嗝就是嗳气，是一种常见的生理现象。大部分饱嗝是由饮食不当引起的，比如进食过快、过多，饮用大量碳酸饮料，或者是无意识吞入大量空气的吞气症等。吞入大量空气难道也是疾病？吞气症是指反复出现令人不适的嗳气，有吞气动作，但无器质性疾病、代谢性异常。吞气症可能是由某些心理原因，比如焦虑、精神激动所导致。饮用碳酸饮料，甚至咀嚼口香糖也可能导致吞气症。其主要表现为吞咽空气、上腹饱胀、过度肛门排气、反复嗳气等。对于这类疾病，消除自身顾虑通常能自己控制嗳气，某些顽固患者对生物反馈治疗可能有效，对这样的情况应给予指导。另外，我们还应避免吃硬糖或嚼口香糖，避免喝汽水，进食要慢，勿大口吞。腹胀严重时可应用胃肠促动药或中药等，促进吞入气体的排出。

饱嗝在一定程度上可以减轻恶心、消化不良和胃胀气的症状，但是也反映了某些疾病的存在。首先，食管和胃连接处的贲门，是两者之间"把门"的关键结构。正因为它的存在，即使胃的压力升高，也不会导致胃里的食物反流回食管。但是，当这个结构出现问题时，不论是食物还是气体都可以轻易反流入食管、口腔。其次，如果胃动力不足，胃内的食物和气体不能有序进入到十二指肠，就有可能留在胃中，加上细菌分解产气，极有可能出现打嗝症状。最为常见的就是胃食管反流。食量过大、胃不能按时有效排空、胃内食物积存过久，即引起嗳气，有时候还伴有上腹痛、上腹烧灼感等不典型的症状。精神因素也是较为常见的原因。情绪低落或者紧张会影响交感神经，使其过度紧张，抑制了胃的蠕动及排空功能。食物存留胃内过久，经过消化、发酵继而出现发酵气体，导致打嗝。还有一些常见的饮食喜好也可能导致胃排空障碍，比如进食过多的萝卜、土豆、红薯、板栗等。

除食管、胃、肠的疾病以外，膈肌功能障碍也可能导致打嗝频繁。膈肌是将胸腔和腹腔分隔开的肌肉组织，它有效地阻止了食物从胃里反流入食管，所以膈肌的松弛也会导致胃里压力升高后气体奔向食管。当膈肌出现痉挛时，"饱嗝"可能会连续不断、停不下来，让人困扰不已。偶尔出现不必担心，但是如果经常出现停不下来的饱嗝，一定要到医院就诊，明确到底是什么原因。

　　　　　　　　　　胃，你好吗

03 我为什么总是胃胀

每当和朋友们觥筹交错、大快朵颐之后，总感觉肚子饱胀难受，还老打嗝，是不是您经常遇到的烦恼？别担心，这是一种常见的现象，我来为您解开疑惑。

胃是一个空腔器官，在食管和十二指肠之间如同一个扩大的球囊，这个球囊分为四层。其中，最厚的是肌层，由平滑肌包裹，可以伸缩。空腹时胃的容量只有约50毫升，进食后可以扩大30余倍，达到1 500毫升。这也是为什么吃饱后容易感到"胃胀"，因为这时候胃被充盈起来了（图6-1）。

胃胀这一症状主要体现的是胃动力问题，

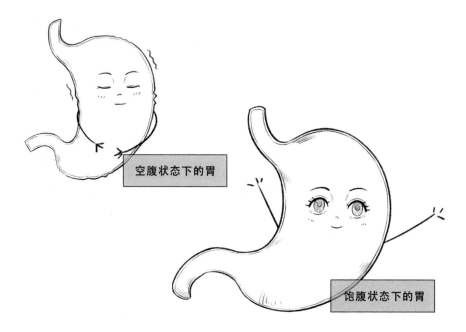

空腹状态下的胃

饱腹状态下的胃

图 6-1　空腹和进食后的胃

是由胃内容物排空停滞或往回反流造成的。正常情况下，胃的蠕动是从贲门（胃的入口）开始，呈波浪状，像捏皮球一样将食物一点点"捏"到胃窦，然后把胃里的东西排出去。事实上，平常胃内存在一些气体，包括一部分吞咽进去的气体再加上一些细菌产生的气体。胃里面的气体和食物应该先排到肠子里再继续往下排，如果胃蠕动功能减弱，排空过程出现问题，内容物不断增加，就会让人感到胀得厉害，甚至还可能出现打嗝或者"噎"的感觉。所以，胃胀症状本质上是其内容物没有及时有效地排出。也有一些朋友是由于幽门管存在病变，比如胃和十二指肠接口的地方（胃的出口）有器质性的狭窄和

　　　　　　　　　　胃，你好吗

严重性的病变，而引发胃胀。有部分人是因为十二指肠球部溃疡愈合以后形成瘢痕，瘢痕化使十二指肠球排空不畅，导致气体和食糜排出过程受阻，而引发胃胀。另一个原因是胃窦的炎症，其中一部分是幽门螺杆菌感染导致的。

由此，我们可以把胃胀的病因粗略归纳为没有器质性病变引起的胃胀和器质性病变引起的胃胀。胃镜检查后如能排除胃部疾患，并能排除胰腺等其他消化系统疾病时，胃胀症状多是功能性胃肠病所引起。功能性胃肠病是生理、心理和社会因素相互作用而产生的消化系统疾病，以慢性、持续性或复发性的胃肠道症候群为主要表现，临床上缺乏可解释的病理解剖学或生物化学异常。其实除了腹胀以外，还可能出现食欲不振、恶心、呕吐等症状。首先，外界的刺激或者神经过敏等因素可引起迷走神经紧张抑制，导致胃容受性受损，从而产生胃肠不适，如上腹疼痛、饱胀感、嗳气等。而大脑中掌管情绪的区域异常兴奋会影响疼痛感知和反应敏感度，使胃肠不适的感觉被放大。其次，压抑性情绪，如焦虑、抑郁和恐惧等常导致胃肠道动力低下，这类患者表现为食欲不振、嗳气、打嗝、早饱、饱胀等。最后，较为亢奋的情绪，如愤怒、厌恶等则可导致胃肠高动力反应。这类情绪活动容易引起胃酸分泌增加、胃肠蠕动增加但不协调，容易造成胃食管反流、胃炎，甚至消化性溃疡。

此外，精神心理因素不仅使消化系统出现功能性症状，还可能影响患者对疾病的体验、就医行为、治疗方案的选择和预后。心理状况的改善与胃肠道症状的缓解密切相关，正确理解并加强对精神心理因素的认识，有助于改善功能性胃肠病。排除器质性疾病并诊断为功能性胃肠病时，可考虑改变目前的饮食结构，少进食产气、油腻的食物，必要时服用一些帮助消化的药物等。

值得注意的是，长期腹胀仅考虑功能性胃肠病是不够的，必须要排除合并器质性病变。根据前文我们知道可能造成胃胀的原因有很多，必须系统对待。譬如，胰腺的疾病也可能造成胃部不适或腹胀，此时如果仅把视线瞄准到胃上，则可能"管中窥豹"，遗漏诊断的可能性。因此我们再次强调：如果出现症状重、持续时间长的胃胀，即使胃镜未见明显异常，也应该去正规医院复诊。

胃胀在生活中较为常见。如果症状较轻、持续时间短，且自己知道明确的原因，例如进食了很多产气食物等，可先暂时予以观察；但如果胃胀持续时间较长，程度还有进一步加重的倾向，还是建议及时到消化内科就诊，通过胃镜检查明确病因。如果胃镜检查没有什么问题，也不存在排出道受阻，可以吃一些萝卜、藿香正气片来顺气，或者服用吗丁啉等促进胃动力，加强胃排空。

胃，你好吗

04 消化不良、反酸烧心算疾病吗

消化不良、反酸烧心几乎是最常见的胃部不适症状了，尤其是当代职场人，几乎人人都有过这些经历。这一节我们将简单介绍这困扰大家的两大症状。

消化不良是胃动力不足导致的一系列不适症状。生活中被消化不良困扰的人并不少见，甚至很多人因此而食欲下降，导致营养不足。因此，反复存在消化不良问题时必须提高警惕，并采取措施来缓解。

消化不良的病因大体可分为器质性和功能性两类。器质性是指器官病变导致疾病，包括胃溃疡等良性病，和胃癌这样的肿瘤性疾病。

功能性指身体器官没有损伤或病变，是胃部或者十二指肠功能紊乱所导致的症状，比如上腹部不适，或者伴有恶心、呕吐等不适症状。

消化不良有哪些其他表现呢？便秘属于其中之一。长时间消化不良会让没办法被分解的食物堆积在肠胃中，肠道蠕动功能变差，导致便秘。消化不良也可以引起口臭。食物堆积在肠道中会发酵，细菌大量繁殖并通过口腔传出，形成口臭。长期的消化不良还会导致营养不良，对身体造成系统性的影响。

消化不良该怎么办呢？首先要及时查明原因。由于消化不良分为器质性和功能性，所以要先查明原因，再根据病因采取相关措施或服用药物。一般的处理方式包括调整饮食结构——少吃油炸食物和辛辣刺激食物，因为各种高脂肪食物不易消化，会让肠胃负担加重，所以平时需保持饮食清淡，可以使用炖、煮、蒸等方式来代替油炸。保持良好的饮食习惯——规律饮食、不暴饮暴食。准时吃早餐能让肠胃形成规律，按时分泌消化液来促进食物消化。

通过调整生活习惯等方式仍不能改善消化不良症状的人应该去医院就诊，积极检查以避免漏诊器质性病变的可能。此外，如前节所述，不仅胃、肠等消化道的疾病可以引起消化不良，实质脏器比如胰腺、肝、胆的病变也可能是病因。

反酸一般指胃或食管内容物不费力地反流到口咽部，感受到酸味液体，没有恶心、干呕等先兆。一到晚上就感觉反酸、烧心，就提示有可能得了"胃食管反流病"。所谓胃食管反流病，就是胃内容物反流至食管导致一系列不适症状和／或并发症的一种疾病，非常影响生活质量。比如，刚躺下就感觉胸口灼热或反酸，影响入睡；或者睡着了，半夜又被返上来的酸水呛醒；有时候早晨嘴里还有酸味。这些

胃，你好吗

都可能是胃食管反流病造成的。这种疾病在欧美国家十分常见，烧心（胃肠内容物反流到食管中，产生胸骨后灼痛的感觉）、反酸的发生率高达20%~45%，亚洲约为6%。有多种原因可以导致反酸，饮食只是其中一项，我们来逐一分析。

首先，饮食习惯。进食过饱、饮用酸性饮料、进食过多甜食、过多辛辣、油腻饮食、咖啡等均可能诱发反酸。其次，吸烟和饮酒。国外有研究发现，每日吸烟以及烟龄大于20年者发生反流的风险增加。每周饮酒7次以上为频繁反流症状的一项危险因素。第三，肥胖。英国有研究表明，反流症状的发生和肥胖呈明显的正相关性，肥胖人群发生烧心、反流症状的概率是正常体重者的3倍。第四，食管疾病。食管裂孔疝等影响食管与胃交界处结构改变的疾病，会使反流发生可能增加。此外，其他如精神因素、怀孕、过量运动、部分药物、遗传因素等也可能会对反酸的发生有影响。因此一般来说，年龄高于40岁、常饱餐、喝浓茶、喜食油腻及辛辣食物、吸烟、饮酒、久坐、肥胖、有消化道疾病家族史、服用阿司匹林等非甾体抗炎药、焦虑、抑郁等的人群易患胃食管反流病。不过，反酸症状看似简单，其病因却相对复杂，有一部分人群没有上述因素，但仍然有胃食管反流症状。因此，如果出现反酸症状，特别是持续的、不能自行缓解的反酸时，要积极主动地去正规医院寻求诊断和治疗。胃镜检查、24小时食管腔内pH监测都是诊断反酸病因的可靠手段。

得了胃食管反流病怎么办呢？首先，我们需要改善生活方式，在生活中尽可能减少产生反酸的各种因素。比如餐后不即刻卧床，睡前2小时内不进食；最好避免食用高脂食物、巧克力、咖啡、浓茶、洋葱、大蒜、薄荷等促进反流的食物；戒烟禁酒；降低体重。对于肥胖的人群，应加强锻炼，积极做好体重管理，并减少导致腹压增高的因素，如紧束腰带等。为减少夜间及卧位时所发生的反流，可适当抬高床头15～20厘米。最后，保持良好的心态，精神愉快。

对于反流程度较重，并且调整生活习惯无明显效果的人群，应积极就医，寻求药物治疗。根据检查结果，医生可能会开出抑酸药、促动力药、中和胃酸药物等处方，用来减少胃酸量、促进排空，以减轻症状，促进黏膜愈合等。药物治疗是胃食管反流病的一线治疗，抑酸药物是治疗胃食管反流的首选药物。

对于反流症状特别严重已至影响生活质量的患者，或者需要长期服药、药物治疗效果不佳、服药有副作用的患者，可考虑接受内镜下治疗或者抗反流手术治疗。

长期反酸可能会出现食管黏膜病变，须警惕食管癌变的风险，在医师指导下定期复查和接受治疗。部分长期反酸的患者也可能会出现食管狭窄，此时要去专科门诊就诊，寻求适当的治疗手段。

值得注意的是，反酸只是一种表现，其原因较为复杂。同时胃食管反流病多呈慢性和复发性，对治疗的反应差，终止治疗后易复发，长期病程患者对生活质量影响较大。因此，该症状值得密切关注，积极寻求正规的治疗。

05 胃的『冰与火之歌』

　　寒冷的冬夜里没有盖好被子着凉了，第二天觉得胃不舒服，有时候还会拉肚子。这样的问题医学上称之为胃肠功能紊乱，而受凉只是其病因之一。

　　除受凉外，饮食不规律和一些病理性原因，如急慢性胃炎、消化性溃疡等，也可以造成胃肠功能紊乱。此外，随着当今社会生活节奏的加快，精神因素的影响也不可忽视。不良情绪可以通过大脑皮层导致下丘脑功能紊乱，从而影响胃肠道功能，导致胃肠功能紊乱。

　　胃肠功能紊乱起病多缓慢，临床表现以胃肠道症状为主。胃部可表现为：反酸、嗳气、厌食、恶心、呕吐、剑突下灼热感、进食后饱胀、上腹不适或疼痛。同时也可能伴有一些肠道症状，如腹痛、腹胀、腹泻和便秘。腹痛常伴有腹胀、排便不畅感或排便次数增加、粪便可稀可干等症状，常因进食或冷饮而加重，在排便、排气、灌肠后减轻。胃肠道功能紊乱的临床表现不难鉴别，但前提是必须排除器质性病变。

如是因为受凉胃痛，又已经排除了器质性的疾病，可以考虑服用一些温水或用热水袋热敷胃部等方式来缓解胃凉的刺激。注意在使用热水袋的时候要注意控制好温度，以免烫伤皮肤。患者还须避免继续进食生冷、油腻、辛辣刺激性的食物，注意休息。如果这些常规调整的方式不能缓解因受凉引起的胃部不适，可以遵医嘱服用药物进行治疗，例如一些解痉和止痛的药物、胃黏膜保护剂、抑酸剂等。如果药物治疗也不能缓解，或者并发严重的恶心、呕吐、腹泻等症状，要及时就医。既往合并胃溃疡、慢性萎缩性胃炎的患者如因受凉发生严重的胃痛，也建议及时就医。

"冰"之后我们来聊聊"火"。辣椒历史悠久，是人类种植的最古老的农作物之一。考古学家估计，公元前5000年，玛雅人就开始食用辣椒。不过一直到15世纪，哥伦布发现了新大陆，把辣椒带回西班牙之后它才开始征服世界。

明朝末年辣椒传入中国，距今只有300多年，而且刚到中国的辣椒并不是用来食用的，而是栽植在花盆里用于观赏。辣椒传入中国有两条路径：一条是声名远扬的丝绸之路，从西亚进入新疆、甘肃、陕西等地，率先在西北栽培；另一条是经过马六甲海峡进入中国南方，在云南、广西和湖南等地栽培，然后逐渐向全国扩展。各地的人们先后给它取了名字，什么蕃椒、地胡椒、斑椒、狗椒、黔椒、辣枚、海椒、辣子、茄椒、辣角、秦椒……。目前，我国辣椒产量和消费量居世界第一，辣椒是仅次于大白菜的第二大蔬菜作物。

辣实际上一种痛觉，而不是味觉。辣椒内含有一种辣椒素，能够刺激大脑分泌内啡肽，产生欣快感，这就是为什么我们被辣得呼哧呼哧的同时还会觉得酣畅淋漓、难以抵抗了，许多人也因此成了辣椒的俘虏。所以，当我们讨论辣椒是否致癌的时候实际上探讨的是辣椒素与胃癌的关系。

对于这个问题，科学界也争论不休，可谓公说公有理，婆说婆有理。墨西哥也是世界辣椒消费大国。1994年，一组墨西哥的科学家在首都墨西哥城开展了一项关于"辣椒与胃癌"的病例调查研究。统计结果表明，吃红辣椒的人比不吃辣椒的人患胃癌的风险高。这组研究者在1994—1996年间又在墨西哥的另外三个地区做了同样的研究，而且测定了不同辣椒的辣椒素含量。他们认为，与低剂量辣椒素摄入组（每天摄入辣椒素0～29.9毫克，约合每天吃3个以下墨西哥红辣椒）相比，高剂量辣椒素摄入组（每天摄入辣椒素90～250毫克，约合每天吃9～25个墨西哥红辣椒）患胃癌的风险增加。另一面，一项印度的研究发现辣椒素可抑制胃酸，促进碱性物质与黏液分泌，增加胃黏膜血流量，有助于预防和治愈胃溃疡，这可能是辣椒降低胃癌风险的机制之一。

为了结束这一争论，很多学者都做了不同的尝试。一些中国的学者将过去所有关于辣椒与胃癌的研究进行汇总分析发现：食用辣椒确实是胃癌的危险因素。进一步分析显示，在亚洲人群中，中等至大量食用辣椒与胃癌的发生显著相关，但少量食用辣椒与胃癌的发生无关。所以，中等至大量食用辣椒为胃癌危险因素，少量食用辣椒则与胃癌的发生无明显相关性。

总结以上结论，少量食用辣椒对人体有益，大量食用辣椒则可能会增加患癌风险。

06

难道胃癌也是『女士优先』

全球范围内的胃癌发病率均为男性高于女性，究其原因，既与男性的染色体有关，也与男性的生活方式、饮食结构及精神压力有关。看到这里的男同志是不是不自觉地摸了摸自己的胃？同时也在暗自纳闷，这文不对题啊！别急，待我慢慢道来。

首先，整体的胃癌发病率确实是男性高于女性的。我国胃癌发病率男女比例在 $2:1\sim3:1$。但我们在临床中时不时会碰到一些特别年轻的胃癌患者，有的甚至只有十几岁。在感到震惊和惋惜的同时，我们也察觉到一些规律——这部分患者常常是女性更多一些。难道虽然是男性胃癌患者多，但女性患者发病早？真的是这样吗？难道胃癌也是"女士优先"？

以韩国的一项研究为例，他们对 18～30 岁的一部分胃癌患者的临床病理学结果进行了分析对比，结果发现女性患者占了 60.9%，明显高于男性。另一项研究发现，年轻胃癌患者的预后更差。对于 45 岁以下的年轻胃癌患者，女性的总生存期明显低于男性，而 45 岁以上则无明显差别

为什么年轻女性胃癌患者的预后较差？研究发现，年轻女性患者胃癌以进展期、分化差的病理类型为主。而这些分化差的病理类型中，有一种特别可怕的特殊类型直接影响预后——印戒细胞癌。根据世界卫生组织分类，印戒细胞癌是一种组织学分型，易在胃壁呈弥漫浸润性生长，侵袭力强，转移率高。印戒细胞的名字，说起来是非常形象的。正常的动物细胞，一般由细胞核、细胞质、细胞膜组成。我们可以把一个剥了皮的生鸡蛋看成一个大的细胞，蛋黄相当于细胞核，蛋清相当于细胞质，最外边的膜相当于细胞膜。印戒细胞癌是一种特殊类型的黏液分泌型腺癌，其细胞胞质丰富、充满黏液。在显微镜下我们可以看到，细胞癌变主要发生在细胞核。细胞核位移、扭曲，核被挤压于胞质一侧呈"印戒"样（图 6-2），因而得名。

从这张图上我们可以看到，这类细胞多么像一枚钻戒啊。钻石是宝石中最坚硬的一种，古罗马人认为它代表生命和永恒。到了 15 世纪的欧洲，钻戒更被认定为是坚贞不渝的爱情的象征，形成了以钻戒作为结婚信物的传统。钻戒是浪漫的，而印戒细胞癌却是致命的。研究发现，女性胃印戒细胞癌的发病率明显多于非印戒细胞癌，这在年

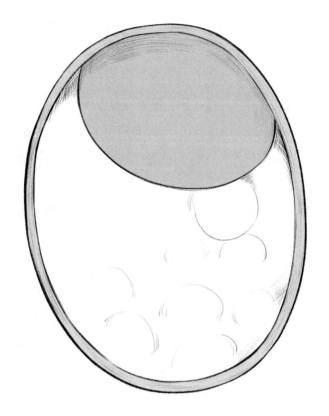

图 6-2 印戒细胞示意图：细胞核被挤压于细胞质一侧呈"印戒"样

轻患者中更加明显。而且，女性进展期胃印戒细胞癌总生存期低于其他组织病理学类型。

女性患者印戒细胞癌预后差，可能与雌激素和孕激素受体高表达有关。女性朋友看到这里不免又要问，为什么受伤的总是女人？先别急，上述研究基本都是针对的进展期胃癌群体，其实影响胃癌预后最关键的因素还是肿瘤的分期。分期越早，即使是印戒细胞癌，通过根治性手术后也能获得非常好的预后。所以，各位亲爱的朋友，特别是年轻的同志，不论男女，一定要记住关爱自己，身体才是革命的本钱。

最后送大家几句话：吃饭要规律，吃的要健康，没事少熬夜，抽空多运动，胃口总不适，就医须及时！

希望胃癌远离你我！

07

并不单纯的孕吐

最近一两年来，我们在门诊上遇到这样一类患者，而且有增多趋势，即年轻、女性、新晋妈妈。这一个个标签看起来跟胃癌丝毫不相关，但是事实却让我们一次又一次被震惊。我依然清晰记得接诊的第一位年轻妈妈。她是一个三十出头的年轻女性，11个月前刚生下了可爱的小宝宝，但是不久又出现了恶心、呕吐的症状。她以为是自己的孕吐太严重，怀孕时激素变化导致的孕吐反应依然在延续。但是随着时间的延长，呕吐的症状不仅依旧持续，而且愈发严重。这时候家人发现不对劲，立即带她去医院做了检查。胃镜结果提示胃癌，而且是最为棘手的"皮革胃"！她的情况不容乐观，因为肿瘤的类型是比较难处理的低分化腺癌合并胃印戒细胞癌，而且位置不好，瘤子很大。谁都没想到她会和如此严重的胃癌联系到一起，检查结果令全家人如坠深渊。随后我们追问其病史发现，原来所谓的"孕吐"在怀孕中后期就已经出现，但一直被认为是早孕反应，忍一忍就可以缓解，所以完全没当回事。这下找到了关键问题——是"孕吐"欺骗了我们，当妊娠反应和胃病重合在一起时，迷雾挡住了我们的双眼，让我们看不到事情的真相。

其实，这位患者忽视了一些基本常识。孕吐是早孕反应的一种，通常在妊娠后约第5周开始出现，大概在孕12周时消失。也就是说，在怀孕后期以及产后应该是不会出现孕吐反应的。那么，这两个阶段出现的呕吐反应就应当引起我们的重视——是不是胃肠道出现了问题？我们一定要区分孕吐和胃癌导致的呕吐之间的区别。

孕妈妈呕吐的原因有哪些呢？首先，妊娠早期，孕妈妈体内的人绒毛膜促性腺激素（human chorionic gonadotropin，HCG）及雌激素的分泌量大大增加，可导致胃酸分泌减少，胃消化时间延长，于是就有了头晕、乏力、食欲减退、厌恶油腻、恶心及呕吐等一系列胃肠道反应。孕12周以后，HCG水平逐渐下降，孕妈妈的孕吐反应会逐渐减轻。另外，孕吐反应也与精神状态密切相关，孕妈妈的一些紧张、焦虑、恐惧的情绪会加重妊娠呕吐的症状。孕吐反应的严重程度还可能与遗传相关，若孕妈妈的母亲、姐妹等亲属孕吐严重，那么其本人也可能发生严重的孕吐反应。

胃癌患者恶心呕吐的原因又有哪些呢？早期胃癌患者多数无明显症状，或仅有上腹部隐痛等不适症状，更不会恶心呕吐，因此容易被忽视。随着疾病的进展，患者开始出现明显的症状，如上腹部疼痛加重、食欲减退、消瘦、乏力、呕吐、呕血、便血等症状。那么呕吐是如何发生的呢？当病变位于胃的幽门部，即胃和十二指肠连接的部位时，肿瘤随着病程的进展逐渐增大，可部分或完全阻塞幽门，阻碍食物从胃进入小肠。因此，患者可出现恶心与呕吐的症状，呕吐物多为隔夜宿食和胃液，甚至会混有陈旧血或鲜血。

年轻妈妈们，一定要重视怀孕期间及产后的症状，有问题及时就医，以免贻误病情！

胃，你好吗

08 突然暴瘦，是减肥成功吗

　　减肥一词曾经只是肥胖人群的专属词汇，但是不知从何时开始，以瘦为美的概念深入人心。很多人看起来一点也不胖，但依然每天喊着减肥的口号。我们经常听到谁一个月就瘦了十几公斤，好像很令人羡慕。但是这种短时间内的暴瘦，真的是减肥成功了吗？英国 36 岁女子露西为了与女儿外出度假时体形好看一些，拍出更美的照片，疯狂减肥一个月"甩"掉将近 10 公斤的赘肉。不过，假期还未来临，她便猝死在工作岗位上。这样的例子在生活中不少见，有的人是因为吃到假的减肥药中毒；有的人是短时间内体重减轻导致多器官功能衰竭；还有的人想吃还要瘦，就大吃特吃，然后手动催吐，以为吐出来就好了，殊不知这样对食管和胃的伤害非常大。有的人因为突然暴瘦，出现食欲不振、消化不良、腹痛等症状，到医院一查，发现了消化道肿瘤。这些都是大家并不陌生的新闻故事。但是，暴瘦是不是真的只是减肥成功那么简单呢？

对于短时间内的暴瘦，要提起一百个小心，因为这并非什么好事。那么过度消瘦到底预示着哪些疾病的到来？让我给大家仔细讲讲。

甲亢。如果你的食量没下降，但体重却一再减轻，同时伴有脖子粗大或出现心慌、失眠等，就可能患上了甲亢。老年人患甲亢不如年轻人容易识别，约1/3的病人无甲状腺肿大，其主要表现就是越来越瘦。

糖尿病。我曾经遇到过一个患者，在一个月多的时间内体重下降了10公斤，发现裤带越来越松，这才引起重视，最终去医院检查出是糖尿病。糖尿病患者的早期症状就是吃饭多，喝水多，尿液多，同时伴有消瘦症，我们称之为"三多一少"。

肝炎、肝硬化。突然消瘦很容易让人联想到是肝出了问题。很多患者不以为然，以为只是休息不足，没有及时就诊。患肝硬化、肝腹水等肝病必然造成人体合成代谢下降、消耗代谢上升，人也会在数日内消瘦。肝硬化的另一个标志则是在体重减轻同时，伴有乏力、腹泻等。

除此以外，还有可能是癌！比如胃癌、结直肠癌、胰腺癌等。癌症早期没有特异性症状，但是消瘦算是常见的表现之一。到了中晚期，肿瘤导致的消耗会让人迅速体重下降。也许大家看到过一个患结肠癌的小伙子在抗癌治疗的不同阶段发布自己的抖音，我们可以看到他从一个 70 公斤左右的小伙儿逐渐变成了皮包骨头的样子，这在医学上称为恶病质。恶病质也称恶液质，临床表现为极度消瘦、形如枯骨、贫血、无力、完全卧床、生活不能自理、全身衰竭等综合征，大多由癌症和其他严重慢性病引起，极度痛苦。通俗地讲，肿瘤生长需要营养，它会不断和身体其他器官争夺营养。而且，肿瘤细胞极其强大，会消耗人体大量的营养，如同寄生虫一般，但是它比寄生虫更加可怕，消耗人体直至死亡。

因此，如果生活中发现自己或者身边的朋友体重不明原因地下降，就要提醒朋友们提高警惕了。一定要去医院进行体检，查明原因，千万不可想当然。

09 总是胃疼，小不忍不乱大谋

　　电视剧《大宅门》里二奶奶的口头禅想必大家都听过，那就是"小不忍则乱大谋"。这话在我们的日常生活、工作、学习中非常受用，但是当对象变为我们的身体、健康时，我们要说小不忍不乱大谋！这是我们在临床门诊中亲身经历一个个血淋淋的教训后总结出来的。大多数人都经历过胃胀、胃痛等情况，但是我想大部分都是忍忍就过去了。确实，多数情况下，忍一忍症状可能确实会缓解。但实际上，这就把问题掩盖过去了。再加上大家工作忙碌，很有可能就把这事儿就给忘了。等到症状频繁出现、愈演愈烈的时候再去检查，就有可能为时已晚。以前是老年人多见，因为老人家对腹痛腹胀不太敏感。有的老年人不愿意麻烦儿女，不舒服也不愿意说，导致疾病进展，甚至可能出现胃癌。在过去，胃病是个穷病，因为大家不能够很好地保证饮食，食物的制作也不精良，导致老百姓的胃容易出问题。现在条件好了，食物精良了，但是胃病依然没有减少，这是怎么回事儿呢？原因就是大家的生活节奏越来越快，工作压力越来越大，导致饮食习惯改变，很容易使得胃肠道出现问题。而且，这些问题越来越多地发生在年轻人的身上。

在我们的印象中，胃癌通常是发生在中老年人身上的疾病。可是近两年，总能听说有的人年纪轻轻就得了胃癌。比如2019年底爆出一位年轻歌手被诊断为胃印戒细胞癌，是胃癌中一种特殊的病理类型。他以一篇微博长文向大家讲述了此次确诊的经历。其中，他提到"之前看《人间世》很有感触，但从未想过自己也会患癌，并且还是最凶险的印戒细胞癌"；并提到"医生说可能有皮革胃"。我们在之后的日常诊疗中发现，胃印戒细胞癌的年轻患者并不少见，其中30~40岁的似乎更多。那么胃癌是不是越来越多，而且越来越年轻化了呢？

国内的数据表明，胃癌患者中30岁以下年轻人的比例已由20世纪70年代的1.7%增加到当前的3.3%。美国的数据亦表明，其年轻人胃癌的发病率逐渐增高，现在已占据美国全部胃癌病例的30%以上，由此可见，胃癌并不对年轻的你"网开一面"。因此，对于年轻人来说，我们提倡的就是"胃部不适，小不忍不乱大谋"！

那么哪些胃部不适需要引起我们的注意？首先，就是最为常见的腹痛。偶尔的腹痛并不用担心，但是长期频繁的腹痛，尤其是经过治疗但没有效果的腹痛，必须要引起重视。如果是胃溃疡，经过正规的抗溃疡治疗就会恢复，症状也会缓解。如果症状没有缓解，反而加剧，那就有可能是恶性胃溃疡，也就是胃癌。其次，如果出现了长期腹胀、消化不良的症状，通过胃动力药的治疗也不能缓解，那么也要引起重视，查明原因。除此之外，一定要关注自己的便便。如果出现了黑便，一定要重视。黑便是因为肿瘤出血之后血在肠腔里被氧化而变黑，然后再跟食物残渣混在一起排出来形成的，所以黑便意味着消化道出血。导致出血的可能是良性溃疡，也有可能是胃癌。黑便是中晚期胃癌比较常见的症状。胃里的恶性肿瘤尤其是溃疡型的胃癌通常出血量比较大，因为这种类型的胃癌是由胃溃疡演变过来的，而严重的胃溃疡就容易出血，所以溃疡型的胃癌也是如此。

通过我们的介绍，相信你对于自己的身体不适也会重视起来，做自己健康的第一责任人！切记，遇到健康问题，千万忍不得。

第七篇

关于胃镜，你想知道的一切

导语

留意到自己胃肠道发出的预警信号之后，下一步我们应该怎么办？毫无疑问，关于胃疾病的诊断自然离不开一项关键检查——胃镜。东亚地区为世界上胃癌高发的地区，我们的邻国日本得益于全民普及的胃镜筛查计划，早期胃癌的检出率大大增加，相应的胃癌死亡率也大大降低。近年来，随着我国医疗水平的不断提升以及人民群众健康意识的不断增强，胃镜检查日趋普遍。但还是很多人对胃镜心生恐惧，认为做胃镜非常难受，甚至会损害胃肠道。那么做胃镜到底有这么可怕吗？我们可以舒适地做胃镜吗？又怎么看懂胃镜结果呢？

01 你对胃镜了解多少

19 世纪，德国医生阿道夫·库斯莫尔（Adolph Kussmaul）观看杂技表演后突发奇想——既然杂技艺人能表演惊险的吞咽杂技，如果吞一根管子进到胃里，通过这根管子不就可以检查食管和胃了吗？后来，他找到这位杂技艺人，把硬质管的胃镜成功放入了他的胃部。自此，胃镜便正式应用于临床检查中。

不是每个人都能适应这样的方法，为了能让更多的人做胃镜检查，胃镜技术在不断进步发展。从硬式胃镜、半曲式胃镜，到纤维胃镜，再到电子胃镜、胶囊胃镜，胃镜技术经历了100 多年的发展，目前已日臻完善，给人们带来的痛苦越来越少，同时检查准确度也越来越高。

早期的胃镜诸如硬式胃镜、半曲式胃镜，往往给患者带来强烈的恶心和反胃感，而且如果镜头污染就没法继续观察了，只能取出重新清洁，也没法取出病灶组织进行活检。到 20 世纪 60 年代，纤维胃镜的出现使胃镜变得更加柔软。同时，在内镜头部增加的照相机及活检装置，使得胃镜的功能大大增强，可视范围进一步扩大，不仅能看到胃，还能看到十二指肠。到了电子胃镜时代，胃镜图像的质量进一步提升，图片更清晰，医生的判断就更准确，此外还增加了染色、超声胃镜等功能。到了胶囊胃镜时代，做胃镜的舒适度进一步提升，从"吞剑"到吞胶囊，胃镜技术又达到了一个新的里程碑。

胃镜不仅是一种检查手段，现在也可以用于治疗。小到胃息肉可以在胃镜下进行钳除，大到早期胃癌和胃间质瘤，如果通过腹部 CT、超声胃镜等手段评估，满足一定的条件（病灶范围较小，浸润深度较浅等），就可以通过内镜黏膜下剥离术（ESD）或内镜下黏膜切除术（EMR）实现病灶的完整切除，从而达到肿瘤微创治疗的效果。

胃镜检查的历史和发展就讲到这里。胃镜检查前、检查后要注意哪些事项，无痛胃镜怎么做，还有哪些更舒适的胃镜选项，且听下回分解。

02 揭开胃镜的神秘面纱

很多人一提到胃镜检查就"谈镜色变"，一直不敢去做胃镜检查。人们为何害怕做胃镜呢？其原因可能与以下两点相关。首先，对胃镜插入体内存在恐惧、紧张等情绪，以及想到做胃镜过程中可能出现恶心、呕吐等不适症状而感到痛苦。其次，缺乏胃镜相关知识，不了解胃镜检查到底是如何操作的。那么胃镜检查究竟是怎么一回事呢？

胃镜检查就是将一条长度约1～1.5米，直径约1厘米的黑色塑胶包裹导光纤维的细长管子，从口腔经过食管、贲门、胃，一直伸到十二指肠，从而观察上消化道内壁各部位的健康状况。当细长管子经过我们的咽喉部时，会觉得特别难受，但这个过程其实就像我们吃"宽面条"时没嚼就往下咽一样，咽一下就不难受了。胃镜检查具体如何操做呢？

胃镜前准备时应停用阿司匹林、华法林、氯吡格雷等抗凝药物，以减少胃镜活检时出血的可能性。检查前一天晚上9：00后须禁食，检查当天禁食禁水。若为下午检查，可在上午饮食半流质清淡食物，但禁止喝带颜色的饮料，以免给胃黏膜涂上颜色，影响医生辨认与观察，且中午要禁食。检查前须取出假牙等口腔异物，在咽喉部喷洒或口服局部麻醉药以减轻咽喉不适。胃镜检查时放松心情，带好口腔垫，保持屈膝左侧位，头略向后仰。由口腔垫插入胃镜时，配合医生口令做吞咽动作。医生做诊断时，不要做吞咽动作，改由鼻子吸气，口中缓缓吐气，以使检查顺利完成。如因空气随管子进入胃中感觉胀气、恶心或疼痛不适，请向医护人员打手势，千万不要抓住管子或发出声音。胃镜结束后1～2小时内勿进食。若喉咙没有感觉不舒服，可先喝水，若无呛咳就可以先进食软性食物，以免粗糙食物造成食管或胃出血，之后可逐渐恢复正常饮食。

了解上述知识后，是不是对胃镜检查做到"知己知彼、百战不殆"了呢？从主观上消除缺乏了解带来的恐惧心理，我们就不会再害怕做胃镜检查，也就不会延误疾病的诊治，就能进一步对疾病做到早诊、早治，减轻额外的痛苦和不必要的经济负担。

胃，你好吗

03 胃镜风险不可怕，做好准备是关键

胃镜检查属于侵入性操作，因此很多患者对其存在恐惧心理，导致配合度较差，不但提高了检查的难度，而且增加了检查的风险。其实，胃镜检查准确率高、微创、风险相对较小，是上消化道疾病首选的检查和治疗方法。如果没有基础性疾病，如严重的心脏病、高血压、肺功能不全等以及高龄，一般不会出现严重的并发症。胃镜检查管道很细，一般病人疼痛感不强。检查后可能有轻微的不适，但一般人群不必过分顾虑检查风险。

首先，其主要的潜在风险是轻微的物理性损伤，如咽喉部及食管损伤，严重者可导致食

管贲门黏膜撕裂等。损伤往往是患者对检查刺激的反应较大，伴有强烈的恶心，呕吐时导致的，所以一般检查前会口服麻醉剂，以减轻刺激感。

其次是咽部痉挛、喉头水肿、咽喉部感染、咽后脓肿、腮腺肿大、下颌脱位。部分患者因为口服麻醉剂过敏，造成咽喉痉挛、喉头水肿，或者因为物理性刺激损伤，导致咽喉部感染、咽后脓肿等。少数患者在张口检查过程中剧烈呕吐。如果同时使用了麻醉药，如肌松药，有少数发生下颌关节脱位的情况。

第三是吸入性肺炎。胃镜检查主要的不适是恶心，甚至呕吐。所以检查前一定禁食禁水 2～4 小时，防止因为呕吐造成误吸入肺，引发吸入性肺炎。随着无痛胃镜的普及，患者发生剧烈呕吐风险已进一步降低。

胃镜治疗时可发生术中或术后出血、穿孔等。如消化道息肉内镜治疗，当息肉比较大，或者在治疗早期胃癌时，有术后出血及穿孔的风险。不过，一般治疗只要遵医嘱合理饮食，并使用止血药等处理，出血和穿孔的风险很低。

最后是心脑血管意外或心跳骤停。胃镜检查前一般需要检查心电图、超声心动图等。有严重高血压、心脏病的患者禁忌进行胃镜检查，普通人群发生心脑血管意外风险很低。

总体来讲，胃镜检查需要严格空腹，排除检查禁忌。其检查准确率高，微创、治疗操作风险小，患者获益高。大家不必过分担心，请放松心情，配合检查。消化内镜的医生也都会在检查前与患者或者家属谈话并签署知情同意书，这些都是检查前的正常程序，既不必过度紧张，也不要对检查注意事项无动于衷，保持平常心态，密切配合，就可以做一次完美的胃镜检查。

04 做胃镜难受？你还有这些选择

　　胃镜检查是一种有创的操作检查，当一根小拇指粗细的管子从口腔一直插到胃里，肯定会有一些不舒服。尤其是通过咽部时会有憋气、哽咽感，进入到胃腔后，上下转动胃镜时会觉得恶心、想吐。不过，随着医学技术的发展，胃镜检查给人们带来的痛苦已越来越小了。如果实在接受不了普通胃镜检查，还可以选择无创、无痛的检查，如无痛胃镜、胶囊内镜、上消化道钡餐造影、CT 等。

　　无痛胃镜指在静脉麻醉或者清醒镇静下完成的胃镜检查。在进行胃镜检查前将患者麻醉，这样整个检查过程在患者不知不觉中完成，就不会有疼痛不适感。无痛胃镜基本上可以消除患者做胃镜时的痛苦。虽然无痛胃镜痛苦少，但无痛胃镜对患者体质要求较高，除了要做一般的血常规、乙肝、丙肝等感染检测之外，还要做心电图，评估患者的麻醉耐受情况。除此之外，普通胃镜时患者是清醒状态，做胃镜过程中有任何不适，可及时向医生反映，医生可以随时终止检查，而麻醉状态下患者不能与医生有效沟通，医生只能通过心电监护等指标判断患者的情况。

胶囊内镜是指口服内置有摄像与信号传输装置的智能胶囊，借助消化道自身蠕动在消化道内运动，并拍摄消化道内壁结构图像，通过体外的影像工作站了解整个消化道内壁的情况。与传统的胃镜相比，胶囊内镜有操作简单，且无痛、无创、无需麻醉、无交叉感染的特点。不过，胶囊内镜不能替代普通胃镜。传统的胃镜有抽吸作用，可以吸出胃内大量的黏液，有利于观察。胶囊内镜不具备抽吸功能，摄像头容易被黏液糊住，造成视野不清，导致漏检。而且胃腔很大，胶囊内镜不能完全按医生检查的需求做任何角度的运动，所以耗时较长。同时，它也不能像普通胃镜一样，在医生直视下取病理进行活检，或对早期病变进行治疗。

消化道钡餐造影是一种 X 线检查，检查前先吞服不透光的钡剂，检查时医生对消化道进行透视观察。因为不透光的钡剂充盈在胃中，所以能够间接观察到胃的形态、大小、位置及蠕动情况等。一般没有什么痛苦，对患者来说容易接受。但消化道造影也不能替代胃镜，因为医生看见的是一个间接影像，比较明确的病变，钡餐造影能看出有没有长东西、胃蠕动是否正常等，但是如果病变比较小、位置不明显，就可能分辨不出来。而胃镜是医生直接对胃里面的情况一目了然，而

　　　　　　　胃，你好吗

且如果医生觉得哪里不对劲，当时就能用活检钳取病理做检查，胃里有没有问题、有什么问题、良性还是恶性等，做一次胃镜就基本都清楚了。除此之外，消化道钡餐造影观察需要患者反复调整体位，对无法配合做动作的患者就没法做了。此外，对钡剂过敏的人也不能做该检查。

计算机断层扫描（computer tomography，CT）检查是另外一种常用医学影像检查技术，也具有无创、无痛等优势。CT 是通过观察胃壁的厚度变化发现疾病的，同时还能观察胃周围淋巴结及周围脏器是否有癌细胞转移。但是，由于 CT 检查对细微病变的观察还存在一定局限性，对于早期胃癌的诊断可能出现漏诊。此外，它在较大程度上受胃内气体、胃肠蠕动的影响，有可能出现模糊图像、伪影等，干扰诊断。

05

无痛胃镜并不可怕

胃镜检查对于胃部疾病是一种必不可少的检查，大多数情况下可以进行明确诊断。目前在医院，常规的胃镜检查分为两大类：普通胃镜和无痛胃镜。很多情况下，当你去医院预约胃镜检查时，普通胃镜往往预约速度更快。这是因为普通胃镜与无痛胃镜相比，少了非常重要的一步——麻醉。

在做普通胃镜时，在检查前医生会给被检查者使用一些局部麻醉药，如盐酸达克罗宁胶浆等，局部麻醉，促进润滑，减轻痛苦。虽然检查前口服了局麻药物，但是很多人还是受不了胃镜的刺激。那么这时会建议选择无痛胃镜。

胃，你好吗

无痛并不是由于使用了一些特殊的胃镜，使得检查造成的痛苦少了，而是在检查前静脉注射麻醉药物，这样在不知不觉中完成了胃镜的操作。但是很多朋友都会有这样的担心，打了麻醉药物，会不会对身体造成损害？我可以明确的告诉大家，基本不会。

　　为什么这么肯定呢？这是因为无痛胃镜通常使用的是短效麻醉剂，病人可以迅速进入镇静、睡眠状态，在睡眠中完成胃镜检查，检查完毕后很快就可以醒过来，所以风险很低。麻醉苏醒过程中，病人可能会觉得恶心、想吐，这是全身麻醉恢复期常见的表现，通常发生在吸入麻醉的病人身上，麻醉时间较长的病人、女性病人，以前有晕动症的病人也容易发生。对于这种常见的不良反应，我们首先要保证病人的呼吸道畅通，避免发生误吸引起严重后果。如果症状非常明显，可以适当使用一些止吐药，缓解症状。此外，病人可能会感到头晕，出现一过性血压波动，这需要病人在苏醒后在观察室休息一段时间，监测血压、心率能够基本恢复正常。对于年龄较大，有高血压、心脏病等基础病的病人，请详细告知接诊医生，经过仔细评估后，选择合适的检查方式。

　　做无痛胃镜检查，医护人员会在术前对病人进行健康教育，做好术前准备；在检查过程中监测患者生命体征变化；检查结束后，会密切观察并指导病人恢复，大可不必担心。

麻醉恢复的烦扰

06

　　无痛胃镜需要做全身麻醉，胃镜检查完成后，麻醉师会让我们尽快苏醒过来。大多数病人会在检查完成后数分钟内即可清醒，清醒过后检查医生通常都会询问病人的感受，判断没有异常后就把病人送到观察室休息，至少观察半个小时。待病人没有身体不适，身体各项指标正常后，才可以在亲属的陪同下离开医院。一般要求病人在检查后 3 小时须有人陪护，最好禁食 6 小时，防止误吸的发生，还要避免辛辣刺激食物，以及忌酒。此外，病人在接受全身麻醉后 24 小时以内不能开车，也不能剧烈运动。回家后平卧休息，减少不必要的活动，

　　　　　　　　　胃，你好吗

这样可以防止意外事故的发生。如果患者回家之后出现身体不适，需要及时到医院检查。

此外，很多朋友担心，麻醉药会不会对自己的体能和智力造成影响。胃镜检查期间的全身麻醉是麻醉药物经过呼吸道或者血管途径进入人体后，抑制大脑皮质，使人的意识暂时丧失、痛觉消失、肌肉松弛、反射减弱等，在此期间可以顺利完成胃镜检查操作。这种抑制状态是可逆的，检查完成后麻醉师即可让患者苏醒。目前很多研究都显示，全身麻醉对大脑没有损害，所以大家大可不必过度担心，麻醉"变傻"纯属无稽之谈。

但需要强调的是，对于婴幼儿和老年人，采用全身麻醉需要谨慎。到目前为止，没有非常确切的证据说明全身麻醉会影响婴幼儿的智力发育。但是，2016 年美国食品药品监督管理局（Food and Drug Administration，FDA）指出，3 岁以下婴幼儿或妊娠第 8～10 月的孕妇重复或长时间使用全身麻醉和镇静药物，可能会影响婴幼儿大脑发育。而且，婴幼儿麻醉的风险要比成人高很多，因为婴幼儿的各个器官发育不完善，身体代偿功能较成人差，尤其是氧储备较差，血液总量少，所以更容易发生麻醉意外。高龄的老人接受全身麻醉后，认知能力可能会下降，发生认知功能障碍（postoperative cognitive dysfunction，POCD）概率比较高。所以对于这些人群，采用全身麻醉需要非常谨慎，而且应尽量缩短麻醉时间，降低麻醉对病人大脑功能的影响。

07

和难受的探头说拜拜

胃镜检查之所以如此让人"又爱又恨"，很大程度上是由于胃镜本身造成的刺激。很多人平常做个核酸咽拭子，喉咙都会难受半天，更何况做胃镜检查。而且即使再有心理准备的人，看到胃镜长长的探头时也会心生胆怯。那么有没有办法和胃镜难受的探头说拜拜呢？前面我们提到过一种解决办法——胶囊内镜，这里我们再好聊一聊。

胶囊内镜如胶囊大小，吞咽后随胃肠道蠕动以观察胃肠道情况。通过胶囊内镜，医生可以通过软件实时精确操控体外磁场来控制胶囊机器人在胃内的运动，按照需要的角度对病灶

胃，你好吗

重点拍摄照片，从而达到全面观察胃黏膜并做出诊断的目的。在这个过程中，图像被无线传输至便携记录器。数据导出后，可以继续回放以提高诊断的准确率。它具有无痛无创无麻醉、无交叉感染、全方位无死角、操作简便、检查快捷、图像清晰等特点。

胶囊内镜适用于消化系统病史患者的定期复查，包括息肉、炎症、溃疡、出血等；出现消化道症状需要明确诊断者，包括慢性腹痛、腹泻、厌食、黑便或柏油样便、原因不明的消瘦、贫血等；上消化道肿瘤高危人群，包括有家族病史、不良饮食习惯、常在压力下工作、生活不规律、大量饮酒等；以及消化道疾病高危人群筛查和健康人群常规体检。

胶囊胃镜也有它的不足。首先，费用太高，不利于大范围推广。其次，胶囊内镜虽然无创无痛，但是在操作过程中存在一定难度，因为它相比普通胃镜难以操控，在检测过程中可能会出现遗漏。另外，也有人对吞入式的检查方式同样难以接受。因此，胃镜检查的方式还应结合具体情况进行选择。

08

不走寻常路的胃镜

胃镜检查是消化科的尚方宝剑，大家熟知的检查都是将胃镜从口腔经过食管、贲门、胃，一直插入到十二指肠，但您还不知道胃镜可以从鼻子插入吧！那么，从鼻子插入的胃镜是什么呢？

从鼻子插入的胃镜叫鼻胃镜，是新一代的电子胃镜，也是胃镜检查的一种新方法。鼻胃镜在保留胃镜基本功能的基础上，使用超细胃镜经鼻插入，一直到十二指肠，从而观察消化道内壁的变化。鼻胃镜的直径约为5.9毫米，是普通胃镜的一半，其图像清晰度和诊断成功率均与普通胃镜检查相当，并且诊断的准确性也类似。

虽然许多人不知道鼻胃镜，但鼻胃镜运用

胃，你好吗

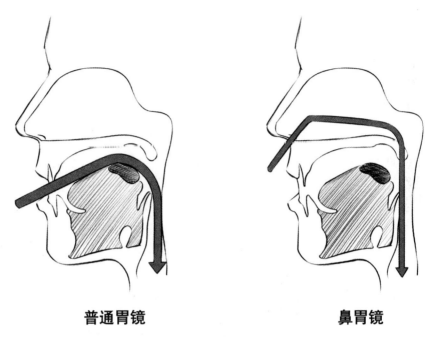

普通胃镜　　　　　　　　　　　　　**鼻胃镜**

图 7-1　普通胃镜和鼻胃镜

于胃部疾病检查已经快 30 年了，早在 1994 年就有医生通过鼻胃镜对胃部进行检查。那么与普通胃镜相比，鼻胃镜有什么优势呢？它比普通胃镜管腔小、镜身纤细柔软、操作灵活。由于经鼻插入不经过口腔和舌后根，减轻了人们做检查时的恶心、呕吐等不适症状，使人们易于接受。而且，因为体积较小，鼻胃镜也使胃肠内各细微病灶"无处遁逃"，不留半点"隐私"。

鼻胃镜的缺点在于其镜身比较细，经胃镜向胃里注水或注气受到空间的限制，比较费时。而且因为鼻胃镜摄像镜头更小，检查过程中又需要频繁注水、注气以冲走镜头上的黏附物，保持视野清晰。但如果注气过多，消化腔过于膨胀，细小的鼻胃镜在食管或胃腔里面就容易反转。

胃镜检查，一次够吗

怀疑自己得了胃癌，做过胃镜就放心了？这可不是"一劳永逸"哦。

胃癌都有哪些症状？早期胃癌无特异的症状，主要症状有上腹部疼痛不适、胃部闷胀感、食欲减退、反酸、消瘦等。这些信号虽然都不够典型，切不可轻易认为是一般胃病，要高度重视，胃镜检查排除胃癌很重要。当然，有这些症状不能说就是胃癌，但是需要提高警惕，去做检查，可以说这些症状是发现早期胃癌的信号。如果有些人拖着早期的症状不管或者胃癌进展了，那么除上面的症状外还经常出现：①体重减轻，乏力；②腹部疼痛，有可能疼痛持续加重，还可能出现剧烈腹痛的胃穿孔症状；③有些肿瘤会长大把胃"堵住"，出现恶心、呕吐等症状；④肿瘤侵犯血管，可引起消化道出血，出现呕血及黑便；⑤胃癌晚期患者可出现严重消瘦、贫血、水肿、发热等。凡是有这些症状者一定要到医院就诊。

什么样的人是胃癌高危人群？我国建议以 40 岁以上，或有胃癌家族史者须进行胃癌筛查。符合下列第 1 条和第 2～6 条中任意一条者为胃癌高危人群，建议做筛查：①年龄 40 岁以上，男女不限；②胃癌高发地区人群；③幽门螺杆菌感染者；④既往患有慢性萎缩性胃炎、胃溃疡、胃息肉、手术后残胃、肥厚性胃炎、恶性贫血等胃癌前疾病者；⑤胃癌患者一级亲属；⑥存在胃癌其他高危因素（高盐饮食、经常食用腌制食品、吸烟、重度饮酒等）。

内镜及内镜下活检是目前诊断胃癌的金标准，胃镜是胃癌筛查最可靠的方式，但不是查一次就"一劳永逸"。检查前需要明确是否有幽门螺杆菌感染，以及是否存在萎缩性胃炎的情况。假如发现了萎缩性胃炎，同时也确定有幽门螺杆菌感染，那么应该首先用四联疗法进行抗幽门螺杆菌的治疗，之后每 2 年复查胃镜。

10 胃镜的『老熟人』：慢性浅表性胃炎

　　慢性浅表性胃炎，又叫慢性非萎缩性胃炎，是胃黏膜在各种致病因素作用下引起的炎症病变，为消化系统常见病。肉眼可见的炎症病变主要有黏膜的麻疹状、斑片状充血，黏膜水肿，新鲜或陈旧的点、片状出血，以及黏膜上皮的糜烂等。这种疾病在我国非常常见，80%以上的成年人都有不同程度的慢性浅表性胃炎。慢性浅表性胃炎临床无特异性症状，大多数表现为非特异性消化不良，如上腹部饱胀、疼痛、烧灼感，以及食欲不振、嗳气、反酸等。慢性胃炎的消化不良症状严重程度与病理病变程度并不平行。也就是说，症状多、症状重的患者不一定胃黏膜炎症就严重，很多人是在体检时进行胃镜检查后才知道自己有较重的慢性胃炎，平时并无明显的症状。

这种疾病的具体发病机制尚不完全明确，但幽门螺杆菌（HP）感染是其最常见病因。此外，十二指肠胃反流、非甾体类抗炎药（如阿司匹林）的长期服用、自身免疫系统疾病，以及不合理的饮食结构和不规律的饮食习惯也是疾病的诱发因素。

对于慢性浅表性胃炎，治疗的目标首先为改善临床相关症状、去除病因、保护胃黏膜，从而改善患者的生活质量。其次是阻止其进展，减少或防止慢性萎缩性胃炎、肠上皮化生、上皮内瘤变以及胃癌的发生。对于 HP 阳性的患者，可采用铋剂四联疗法。对于无明显症状、HP 阴性的患者，暂时无需进行药物治疗，但需注意饮食、身心的调养。首先要重视不良生活习惯带来的影响，戒除烟酒和高盐饮食，纠正暴饮暴食、进餐不规律、睡前进餐等不良习惯，控制油炸、烧烤、过度辛辣刺激等饮食嗜好。还要重视长期服用消炎镇痛药、抗心脑血管病药等可能带来的胃黏膜损伤，及时检查。如果发现胃炎，及时用药治疗。最后，要保持心理平稳、心情愉快。抑郁、焦虑乃至失眠等都可以严重影响胃的神经内分泌生理系统和状态平衡。因此，保持心情舒畅，加强体育锻炼很是重要。

11

不安分的组织：胃息肉

胃息肉是指胃黏膜上皮细胞凸入胃内的隆起性病变，较小时常无明显症状，一般都是在消化道钡餐造影、胃镜检查或其他手术时偶然发现的。胃息肉主要分为增生性息肉、炎性息肉、胃底腺息肉、腺瘤性息肉及错构性息肉等，其中80%是胃底腺息肉，19%是增生性息肉。会癌变的息肉很少，主要看病理类型，增生性息肉癌变率为0.3%～0.6%，腺瘤性息肉癌变率为9%～20%。所以绝大部分胃息肉都是良性的，我们不必过于担心，需要防范的主要是腺瘤性息肉。

胃息肉（图7-2）的治疗需要根据病理类

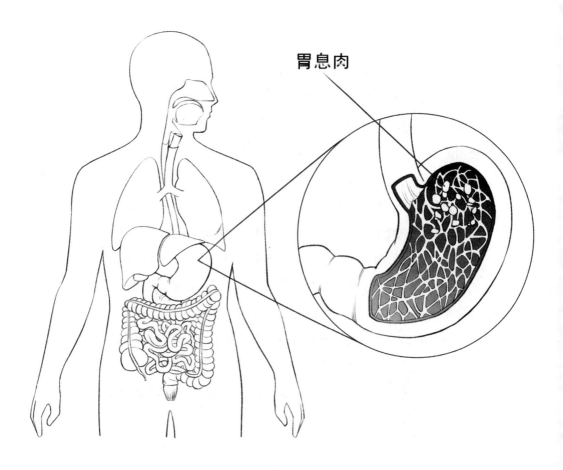

胃息肉

图 7-2　胃息肉

型、息肉的大小和位置进行判断。如果胃息肉直径小于 1 厘米，且数目较少，可以定期监测；如果胃息肉直径在 1～2 厘米之间，并且是腺瘤性息肉，一定要切除；如果胃息肉直径大于 2 厘米，那么不论数目、类型，同样一定要切除。

高频电凝切除法是目前应用最广泛的胃息肉治疗方法。微波灼除法是利用微波使组织凝固、气化进行息肉灼除，同时具有止血作用，适用于直径小于 2 厘米的无蒂息肉。较小息肉可一次性灼除，较大者则需多次治疗。激光法指高能量激光使息肉组织蛋白凝固，被破坏变性，从而达到治疗目的，多用于宽蒂或无蒂息肉的治疗。尼龙丝及橡皮圈结扎法，指通过结扎息肉根部，使其缺血坏死，达到治疗目的。结扎后一般第 1 周内息肉脱落并形成浅溃疡，第 3～4 周形成瘢痕，之后愈合。氩离子凝固术是近年来应用于内镜治疗收到较好疗效的治疗方法，主要适用于广基无蒂、直径小于 1.5 厘米的息肉。冷冻法指用特制的冷冻杆对病灶进行接触冷冻，使组织坏死脱落。射频为一种电磁波，进入病变组织后可使其水分蒸发、干燥，组织进而坏死达到治疗目的。酒精注射法是指在内镜下用无水酒精围绕息肉基底部环周作点式注射，酒精立即引起细胞脱水，从而导致组织坏死，达到消除息肉的目的。

做胃镜发现胃息肉，没切除怎么办？首先不要担心，先明确胃息肉大小、类型，甚至先明确病理类型后，再决定是否要想办法切除。如果息肉进行性增大，病检为腺瘤性息肉伴异型增生、可疑癌变和癌变者，或胃镜下确实难以切除者，可以进行手术治疗。

胃，你好吗

第八篇

胃病老病友须知

导语

　　糜烂性胃炎、非萎缩性胃炎、萎缩性胃炎、肠上皮化生，当出现这些胃镜检查结果，说明这位患者成为了慢性胃病病友中的一员。在如今快节奏的社会里，每个人都在或多或少地以健康为代价，来换取事业上的成就，而胃往往是最先遭罪的器官之一。成为胃病病友并不可怕，如何正确面对胃病才是关键。得了胃炎就一定要吃药治疗吗？一胃痛就吃药，真的科学吗？不幸发现罹患胃癌，又该怎么办？

01 十人九胃的胃炎

胃炎可大致分为急性胃炎、慢性胃炎、特殊类型胃炎三类。急性胃炎常由一些急性因素引起，比如应激反应、药物损伤、酒精刺激等，伴随着出血与糜烂。病程短、症状明显。治疗原则以去除致病原因、缓解症状为主，多数的胃黏膜糜烂出血都可以自行愈合止血。特殊类型的胃炎有吞服强酸、强碱等化学物质造成的腐蚀性胃炎，与细菌、病毒感染导致的感染性胃炎。相关病原体包括葡萄球菌、甲型溶血性链球菌、大肠杆菌、巨细胞病毒等。特殊类型胃炎比较少见，多有明确病因。慢性胃炎将在下文具体描述。

假如您今天突然心血来潮去做了一个胃镜检查，那么几天后将有很大概率在自己的检查报告上看到"慢性胃炎"几个字。很多朋友第一反应是，我的胃居然有炎症？是不是要吃消炎药，还是去医院打针输液？这时候如果咨询专业的医生，他肯定会让您仔细读一读自己的胃镜检查报告，上面写的是慢性浅表性胃炎，还是慢性萎缩性胃炎，或者带有"肠化""肠上皮化生"，甚至"上皮内瘤变"等字样。虽然这些不同的字眼都伴随着"胃炎"二字，但是差别可大了。想要了解胃黏膜表面的故事？请听我娓娓道来。

首先，我们把视线转移到广袤的胃黏膜表面。从微观视角看，起伏的黏膜皱襞如同丘陵一般，茂密的植被形成胃黏膜上皮。正常的胃黏膜上皮就像是未经破坏的原始森林，维持着消化、内外分泌等生理功能。分布于胃底、胃体的腺体，含有较多的主细胞、壁细胞、颈黏液细胞、内分泌细胞等。腺体就像高大的杉树，枝叶一般的细胞们分泌着胃酸、胃蛋白酶、黏液及内因子 *，维持着胃黏膜的功能，不仅起到消化作用，也形成一道屏障，保护着胃黏膜。胃窦和幽门部分布着较多的黏液腺和内分泌细胞，主要分泌黏液和促胃液素。胃液的 pH 约为 $0.9\sim1.5$，强酸环境可激活胃蛋白酶，并杀死大多数微生物。一旦屏障功能受损，随之而来的就是溃疡的困扰。胃黏膜表面会被腐蚀出深坑，如同水土流失形成的沟壑。那慢性胃炎是如何形成的呢？郁郁葱葱的森林有时会

---

* 内因子是一种壁细胞分泌的黏蛋白，与维生素 B_{12} 的吸收密切相关。维生素 B_{12} 是血红蛋白形成不可缺少的重要元素

遭到病虫袭击，或者洪涝灾害。幽门螺杆菌是这片森林最常见的"害虫"（图8-1）。受到幽门螺杆菌袭扰的胃黏膜，显微镜下可以看到黏膜萎缩、腺体减少。如果用专业术语来描述幽门螺杆菌的破坏，那就是这些细菌产生的空泡细胞毒素可以导致细胞损伤，同时促进上皮细胞释放炎症介质，引发炎症反应，而且细菌本身的抗原也可以引起自身免疫反应等，这些因素导致了慢性胃炎的发生。幽门螺杆菌引起的胃炎易发生在胃窦，甚至可以增加发生胃癌的风险。此外，与浸泡在洪涝中的植被无法生存同理，十二指肠反流如同雨季的洪水，反流液长期刺激可导致胃黏膜的慢性炎症，腺细胞就像被浸泡后枯萎的树木一样凋零，久而久之露出裸露的土壤。此外，还有一些胃炎的病因居然来自于我们自己的身体。自身抗体就像伐木工人一样，砍伐着黏膜皱襞上的上皮细胞，很快就剩下光秃秃的山头，茂密的丘陵突然成了黄土高原的沟壑。因为壁细胞遭到"砍伐"，胃酸分泌减少，内因子不能有效发挥作用，可能会引起严重的贫血，这也是很多有胃病的朋友容易发生贫血的原因。

种种原因的作用下，胃黏膜这片森林遭受破坏，森林警察淋巴细胞出动，炎症反应便产生了。如果淋巴细胞、浆细胞的浸润范围局限于胃黏膜上层1/3，那么这是浅表性胃炎，绝大多数朋友的胃黏膜表面处于这种情况。如果致病因素持续作用，腺体不断被破坏、数量变少，固有层纤维化、黏膜变薄，即发生萎缩，这时就不断发展至萎缩性胃炎了。这种情况下，植被遭到严重破坏，癌变风险也会增加。长期的慢性炎症还会导致胃黏膜表层上皮被其他细胞取代，如胃镜报告常见的"肠上皮化生"，即为以杯状细胞为特征的肠腺取代了胃黏膜的原有腺体，可以类比为环境的变化导致原有植物被另一批新的植物

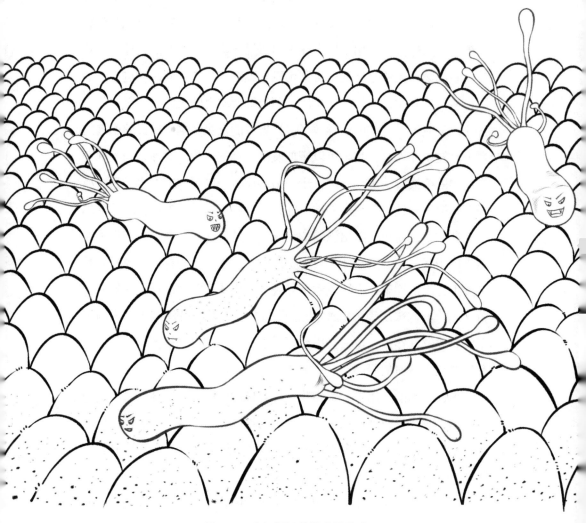

图 8-1　幽门螺杆菌侵袭胃黏膜

取代，发生胃癌的风险随之增加。不典型增生是指在疾病影响下，胃黏膜上皮细胞再生修复过程中的过度增生和分化缺失，如同植被遭受辐射发生变异。在显微镜下可以观察到细胞核增大、有丝分裂增多、腺体结构紊乱等。胃黏膜的萎缩、化生、不典型增生都是胃癌的癌前病变，需要警惕。

由此可见，慢性胃炎根据胃镜及组织学病理分了几类，我们常说人人都有的慢性胃炎指的是慢性浅表性胃炎。这种类型的胃炎是一种生理性的黏膜免疫反应，并不会造成严重后果，不需要特殊处理，定期随访观察即可。如果症状明显，可使用对症药物处理。如果同时检测出幽门螺杆菌阳性，最好一并根治。如果胃镜以及病理结果报告是慢性萎缩性胃炎，甚至出现肠上皮化生、不典型增生，就要高度重视了。因为萎缩性胃炎每年的癌变率约为 0.5%～1%，其下一步可能就是上皮内瘤变，然后发展为胃癌。除了一般的对症处理，需要密切随访，定期复查胃镜，必要时进行内镜治疗或者手术治疗。

那么该如何做定期复查，及时发现疾病进展呢？根据《中国慢性胃炎共识意见》，活检有中重度萎缩不伴有肠化或上皮内瘤变的慢性萎缩性胃炎患者可酌情进行内镜和病理随访，伴有肠化的慢性萎缩性胃炎患者 1 年随访一次，伴有低级别上皮内瘤变并且排除其来自癌旁组织者，建议 6 个月随访一次。高级别上皮内瘤变需要立即确认，并接受内镜治疗或者手术治疗。

02
一吃饭就痛，消化性溃疡怎么办

消化性溃疡是胃、十二指肠常见疾病，约10%的人一生中患过消化性溃疡。胃溃疡多见于中老年人，十二指肠溃疡多见于年轻人。这两种溃疡的症状特点也有区别，胃溃疡表现为"餐后痛"，疼痛出现于进餐后1小时左右，之后逐渐缓解；而十二指肠溃疡则表现为"饥饿痛"或者"餐前痛"，进餐后缓解。

消化性溃疡的发生是因为胃酸、胃蛋白酶的消化作用与消化道黏膜屏障的保护作用之间的平衡被打破，黏膜被腐蚀形成溃疡。这一过程与幽门螺杆菌感染、长期服用非甾体抗炎药等有密切关系。胃镜检查可以确诊，

　　　　　　　胃，你好吗

但是要注意鉴别胃溃疡与溃疡型胃癌，怀疑恶性改变时要取活检送病理检查确诊。

对于消化性溃疡这类反复发作、经久不愈的溃疡，医学上有两个术语，分别是"难治性溃疡"和"复发性溃疡"。"难治性溃疡"是指溃疡的直径超过5毫米，在应用奥美拉唑、艾司奥美拉唑等质子泵抑制剂类药物超过12周后，溃疡仍不愈合。"复发性溃疡"则是在经过治疗后，之前的溃疡已经完全愈合，但是又发现了新的直径超过5毫米的溃疡。在临床上，很多人在第一次消化道溃疡发作后进行了充分治疗并且已经治愈，但是之后再次发作。由于用药不规范、饮食生活因素等种种原因，溃疡迁延不愈，形成复发性溃疡合并难治性溃疡的情况。

关于此类疾病的病因，大致有以下几个常见因素：①幽门螺杆菌感染。幽门螺杆菌已被明确证实为导致胃癌发生的高危因素，也与溃疡关系密切。由于抗生素耐药或治疗不规范导致消化道内持续存在幽门螺杆菌，从而引起了难治性或复发性消化道溃疡；②药物因素。很多老年人会针对心血管疾病服用阿司匹林等药物，而这类药物的一大副作用是对胃、十二指肠黏膜造成损伤，引起难治性和复发性溃疡；③吸烟。研究显示长期吸烟者胃酸分泌增加，显著增加了溃疡复发的风险；④酒精。饮用酒精，特别是高度白酒之后，明显刺激了胃酸的分泌，破坏了胃黏膜的组织结构；⑤精神因素。现代社会高速的生活节奏往往会使人焦虑或者紧张，而长时间的精神刺激会使胃酸分泌增加，溃疡风险随之增加，甚至会增加胃癌风险。

那么应该怎么治疗复发性或难治性溃疡呢？一方面，大多数消化性溃疡可以通过规范的药物治疗控制，包括根治幽门螺杆菌、抑制胃酸分泌、保护消化道黏膜。根治幽门螺杆菌一定要按照医生给的治疗方案，严格、规律地服用药物，并且在治疗完成后确认是否根治感染。对于胃酸分泌较多的患者，可以遵循医生的建议采用抑酸治疗，增加用药剂量或服长期抑酸药物，并可配合一些胃黏膜保护剂。

另一方面，要改善生活习惯，调整自己的生活方式。首先要戒烟戒酒，吸烟和酒精摄入对人体健康的不良影响，不仅在于溃疡，而且与多种肿瘤发生也有密切的关系。尽早戒烟，尽早受益；少喝一点，"胃"更健康。其次是合理饮食，限油限盐。我们不能为了追求感官上的刺激，逞一时"口舌之快"，而让胃苦不堪言。最后，还要保持一个良好的心理状态，合理释放自己的不良情绪，让自己充满正能量。良好的情绪不仅可以让人充满活力，而且还可以有效减少消化道溃疡的发生。

消化性溃疡可以引起一系列严重的并发症，包括出血、穿孔、梗阻等，这些通常都要急诊处理，不及时处理会导致严重后果。还有一些特殊类型的溃疡，如胃泌素瘤引起的顽固性溃疡，被称为"卓－艾综合征"。其溃疡多发且严重，胃酸分泌明显增加，伴有消化不良和腹泻。

大出血是胃溃疡最严重的并发症之一，临床表现包括呕血、黑便、血压下降、心率加快，化验血常规出现红细胞计数、血红蛋白和血细胞比容下降。出现大出血的原因主要是溃疡底部腐蚀血管破裂出血，通常是动脉被腐蚀破裂，因此出血凶猛，短时间大量出现可以引起休克。胃溃疡出血的症状严重程度主要取决于出血的量和速度。严重的出血患者会出现大量呕血，同时出现头晕、心慌、乏力，如果不及时止血、补充血容量，病人会迅速进展为失血性休克。

胃，你好吗

胃溃疡大出血应第一时间送医院急诊。入院后的治疗首先应迅速建立输液通道，快速补充血容量，同时急查血型，必要时输血，同时监测患者的生命体征、尿量。之后下胃管，吸引胃内容物及胃中血液，并可经胃管注入含去甲肾上腺素生理盐水。药物治疗包括静脉或肌注凝血酶，并使用抑制胃酸分泌药物、生长抑素。如果前文所述保守治疗无效，可通过内镜明确出血部位，通过电凝、止血钳等方法止血。如果保守治疗无效，且内镜下仍然不能止血，出血进行性加重并发生休克，应考虑手术治疗，根据病人难受程度和溃疡部位进行出血部位缝扎甚至胃大部切除。

　　聊了这么多，你是不是对于消化道溃疡有了大致的认识和了解呢？其实消化道溃疡本身是一种良性疾病，只要我们及早发现、找准病因、科学治疗，就一定能够战胜它！

03

早期胃癌，长期生存不是梦

从哲学的角度看问题，任何事情都有矛盾的两个方面。罹患肿瘤对于大多数患者而言是一件非常恐怖的事情，但是在临床工作中，有一种肿瘤，即使真的确诊了，却也值得医生道一声"恭喜"，它就是早期胃癌。这是为什么呢？

首先，我们需要明确什么是早期胃癌。在医学上，早期胃癌定义为肿瘤浸润深度局限于黏膜层或黏膜下层的胃癌，伴有或者不伴有淋巴结转移。简单来说，就是在发现胃癌时，胃癌组织还局限在胃黏膜的浅层，没有进一步地向深层次发展。浸润深度直接关系手术方式以

胃，你好吗

及患者的预后情况。在临床上，除了胃镜之外，还需要通过超声内镜来明确肿瘤的浸润深度，还需要完善腹部 CT 增强扫描，以明确患者是否存在淋巴结转移。

那么早期胃癌该怎么治疗呢？这往往取决于肿瘤的发展程度。根据《早期胃癌内镜下规范化切除的专家共识意见（2018，北京）》，早期胃癌患者如果满足下列条件，无需开刀手术，在内镜下即可完成肿瘤的切除：①无合并溃疡的分化型黏膜内癌；②病灶小于等于 3 厘米、有溃疡的分化型黏膜内癌；③胃黏膜高级别上皮内瘤变。内镜下胃癌切除方式包括内镜下黏膜切除术（EMR）和内镜下黏膜剥离术（ESD），具体的手术方式需要内镜科医生进行决定。对于浸润深度较深、不适合内镜切除的早期胃癌患者，腹腔镜手术是当下主流的手术治疗方式，不仅可以较好地根治肿瘤，而且微创手术避免了腹部的较大切口，尽可能地减少了患者的创伤。

聊了这么多关于早期胃癌诊断和治疗的内容，那么为什么医生要"恭喜"早期胃癌患者呢？有一句话叫"早期胃癌，九生一死；晚期胃癌，九死一生"，说的就是早期胃癌患者的整体预后非常好，5 年生存率可以达到 95% 以上，肿瘤复发的概率不足 5%。并且，如果没有淋巴结的转移受累，大多数早期胃癌患者手术后往往不需要再进行放、化疗。但是，早期胃癌患者切不可因此麻痹大意，手术后仍然需要规律的随访监测。同所有类型的胃癌患者一样，术后 2 年内每 3 个月复查一次，术后 2～5 年每半年复查一次，5 年之后每年复查一次。

值得一提的是，临床上早期胃癌的发现几乎都与及时进行胃镜检查有关。所以，对于 40 岁以上、有胃肠道肿瘤家族史或者幽门螺杆菌感染等高危因素的人群，建议定期进行胃镜检查，早发现、早诊断、早治疗，让胃癌无所遁形。确诊了早期胃癌，接受最恰当的微创外科治疗是一个起点。可以说，从此开始，新的生活或者说新的生命开始了，改变以往的不良生活方式，用心吃饭，定期体检，回归健康，未尝不是一件好事！

04 进展期胃癌，综合治疗是关键

　　在我们的外科临床工作中，最常遇到的是进展期胃癌的患者。所谓进展期胃癌，指的是癌组织浸润深度超过黏膜下层的胃癌，往往需要综合的治疗手段来进行治疗。

　　之前我们已经提到过，根治胃癌的唯一途径是手术。与早期胃癌可以在内镜下切除不同，进展期胃癌必须要进行开刀手术，根据肿瘤所在位置来确定需要切除的胃的范围。常见的胃切除术式包括远端胃切除术、全胃切除术和近端胃切除术。并且，为了保证彻底的切除肿瘤，切除的胃的范围往往大于肿瘤的直径，即会切除一部分正常的胃组织，保证切缘是阴性的。除了切除胃组织之外，还需要对胃周围的淋巴结进行清扫，通常需要行 D2 清扫来降低胃癌的复发风险，并且至少需要清扫 16 枚以上的淋巴结。

而在手术之外，我们通常还需要根据病情分期对胃癌患者采取术前的治疗措施。对于肿瘤体积较大、存在淋巴结融合或者分期较晚等的进展期胃癌患者，往往建议先进行术前化疗，即新辅助化疗。自从 2006 年英国 MAGIC 试验以来，新辅助化疗在进展期胃癌的治疗中发挥着越来越重要的作用。它可以有效缩小肿瘤体积、降低肿瘤分期、提高手术根治切除率、降低肿瘤复发转移、改善患者预后。在化疗过程中，我们还需要定期对患者进行腹部 CT 检查，用以判断化疗的效果。如果 CT 显示化疗的效果很好，肿瘤的情况得到了有效的控制，就可以抓住时机及时进行手术治疗。对于在食管和胃交界处的肿瘤，手术前除化疗之外，有时还需要同步进行放射治疗。如何更好理解类似的治疗模式，我喜欢用战争来形容——在复杂地形面对实力强大的劲敌，有时候需要先进行空袭，歼灭其大部，地面部队再跟进，最终一举歼灭。

胃癌手术做完就万事大吉了吗？其实，胃癌根治术只是万里长征的第一步，术后的治疗、康复和复查同样重要。对于进展期胃癌患者而言，如果手术后的病理提示肿瘤的浸润深度较深、有淋巴结转移或者存在其他复发的高危因素，往往还需要术后的化疗，通常是 6~8 个化疗周期，并且在化疗过程中需要对患者进行监测，包括胃镜、腹部 CT、肿瘤标记物等。定期的随访监测也十分重要，切不可心存侥幸。临床上有些病友术后既不化疗也不复查，等到再来门诊时胃癌已经复发，只能叹息为时已晚。在与癌斗争博弈的过程中，只有医患双方互相配合协作，才能给患者带来更好的临床获益。

05 晚期胃癌患者的『福音』：个体化治疗

　　我国胃癌防治的现状是"一高三低"，即发病死亡率高，早期诊断率低，手术根治率低，五年生存率低。据统计，中国早期胃癌的比例只有15%左右，所以幸运的人只是少数。患者就诊时普遍分期偏晚，有些甚至出现了远处器官的转移，丧失了手术机会。那么对于这部分晚期胃癌患者，难道只能等待生命走向尽头吗？当然不是。随着医疗水平的进步，现在已经有了免疫治疗、靶向治疗以及转化治疗等多种个体化治疗方式。

　　免疫系统无时无刻不在监控机体内的异常情况。一旦发现有异常的细胞或者外来病原体入侵，免疫系统就会及时发觉，并启动免疫功能将其杀灭，如同人体内的"警察"。但是肿瘤细胞这个"小偷"十分狡猾，它非常善于伪装自己，通过改变细胞表面细胞因子的成分，比如程序性死亡［蛋白］-1（PD-1）、细胞毒性 T［淋巴］细胞抗原 -4（CTLA-4）等，抑制了免疫细胞的活性，蒙蔽了"警察"的双眼，从而"逍遥法外"。针对肿瘤的这种特性，科学家研发了一批抗体药物，让肿瘤细胞"现原形"，从而使机体免疫细胞发挥作用。目前常见的药物包括纳武利尤单抗（俗称 O 药）、帕博利珠单抗（俗称 K 药）、阿维鲁单抗、伊匹单抗等，这些新药中 O 药已被中国药监局批准用于临床，其他药物尚在临床试验阶段。根据《中国临床肿瘤学会（CSCO）胃癌诊疗指南 2022》，鼓励晚期胃癌患者参加临床研究，使患者有更好的临床获益。

除了免疫治疗之外，靶向治疗在胃癌治疗中也逐渐兴起。特别是针对胃癌组织中人表皮生长因子受体 2（HER2）表达阳性的患者，以 HER2 为靶点的药物，比如曲妥珠单抗，在临床中被证实可以增加化疗的疗效，取得不错的治疗效果，有效改善患者的预后。而伴有幽门梗阻的胃癌患者往往进食困难，营养吸收很差，口服化疗药物并不能取得很好的效果，甚至由于身体情况很差不能耐受化疗。对于这一部分患者，目前可以采取姑息性手术的治疗方式。虽然没有办法实现肿瘤的切除，但可以通过手术重建人体消化道，食物可以通过重建后的消化道，从而保证患者营养的摄入，进而可以进行化疗。在临床上，已经有多名患者通过改良的腹腔镜下姑息性手术解除了胃的梗阻，并且在化疗后情况得到了有效改善，慎重评估后抓住时机切除肿瘤，最终达到可以手术根治的标准。

对于晚期胃癌而言，虽然其整体预后较差，但是患者与家属也不能轻言放弃，要对现代医学充满信心，进行个体化治疗依然可以为患者带来生的希望。

胃，你好吗

06 食管黏膜隆起性病变有没有大隐患

　　随着人们生活水平提高，以及内镜检查的普及和超声内镜检查技术的发展与成熟，消化道黏膜下肿物的检出率大幅提高。很多患者对胃镜检查报告提示食管黏膜下隆起性病变感到非常紧张，以为自己得了肿瘤。广大患者朋友不要过分紧张，因为食管黏膜下隆起性病变并不一定是肿瘤。接下来，我就给大家科普一下它到底是不是肿瘤，需不需要治疗。

　　了解食管黏膜隆起到底是不是肿瘤之前，我们先来普及一下食管的生理结构。食管壁从内到外共分为四层。食管壁最内侧为黏膜层，它主要由黏膜上皮和黏膜肌层组成，黏膜上皮具有很强的修复能力，能够抵御外来刺激性食物及一定量来自胃酸、胆汁的刺激。食管黏膜层以外为黏膜下层，它是一层疏松的结缔组织，富含血管、神经、淋巴管、食管腺。黏膜下层外面为固有肌层，它是由内环肌和外纵肌两层肌肉组成，中间是弹力纤维。食管壁的最外层是一层薄薄的外膜。

了解了食管壁的结构，我们就更容易了解食管壁黏膜隆起的奥秘了。食管壁黏膜隆起通常是由食管的黏膜肌层、黏膜下层、固有肌层或食管壁周围病变、压迫所导致的食管壁黏膜向食管腔内隆起的变化，主要由两类病变引起。一种是黏膜肌层的炎性、增生性息肉，另一种是黏膜下层或固有肌层的平滑肌瘤、间质瘤等。研究发现，平滑肌瘤最为常见，约占所有食管良性肿瘤的 2/3，好发于食管中下段。此外，食管良性肿瘤还包括脂肪瘤、血管瘤、间质瘤等。

如果超声内镜提示黏膜肌层有炎性、增生性息肉，炎性息肉可予以观察，增生性息肉可在内镜下直接钳夹切除。食管壁黏膜下层观察到脂肪瘤、血管瘤、静脉曲张，如无特殊不适，一般不予以处理。如提示食管壁固有肌层平滑肌瘤、间质瘤等，但患者无任何症状，肿物直径小于 2 厘米，可以先予以观察。如观察过程中出现病变增大或食管哽噎感、胸痛、刺激性咳嗽等症状，应积极治疗。研究显示，平滑肌瘤虽属于良性肿瘤，但随着瘤体增大，其恶变为平滑肌肉瘤的概率为 10.8% 左右，而且胃肠道间质瘤也具有恶性潜质。食管壁周围器官引起的变化，应全面检查、明确诊断后决定治疗策略。

胃，你好吗

第九篇

中医治胃篇

导语

　　我虽然是一个外科大夫，但是在临床工作中，我深深感受到中医对于治疗胃病的重要性。有很多的胃癌患者术后出现了胃瘫的表现，即胃不工作了，摄入的食物就在胃里待着，也不往下继续消化。这个时候外科往往无能为力，但是中医却对此有良好的解决办法，针灸、外敷等方式，均能取得不错的效果。而在手术之后，很多病友问的最多的一句话就是："大夫，我得了这病之后还能吃"发物"吗？"所以，在聊了这么多西医治胃的方法后，最后再分享一些中医治胃的小故事。中西合璧，方为正道。

01 治疗胃胀气，中医竟这么有效

王大姐最近老是肚子不舒服，稍微吃点东西就胀得难受，严重的时候还会不停地打嗝。因为肚子胀这个事，最近她饭也吃不下，觉也睡不好，眼瞅着就越来越瘦了。街坊邻居都说这是胃胀气，让她去医院扎扎针灸，可是王阿姨总是有点不放心。这胃胀气是怎么回事？扎针灸能管用吗？

要讲清楚胃胀气是怎么回事，我们得先知道胃是怎么工作的。如果把整个消化道比作一条流水线，胃就相当于其中的一个车间。嚼碎的食物进到胃里，进行简单的研磨和初步的消化之后，就被送进下一个车间了。如果一次送

进来的食物太多，或者消化好的食物来不及送到下一个车间的话，胃里的东西就会越堆越多，像一个气球一样越胀越大，最终引起腹胀、打嗝、消瘦等种种问题。

那么中医是怎么看待胃胀气这个问题的呢？对胃的功能，用四个字概括叫做"胃主通降"。这是什么意思呢？是说胃要保持其畅通、下降的特性。畅通很好理解，就是吃进去的饮食水谷要能够顺畅地通过胃，进入下一个车间。那下降是什么意思呢？中医认为，胃气以下行为顺，胃气是推动饮食水谷下行的动力之源。胃气若不能下降，就会像吹气球一样把胃吹大，变成胃胀气。若是更为严重的，还会逆行向上，表现为打嗝、嗳气、反酸等，这就是所谓的"胃气上逆"。

出现胃胀气的问题应该怎么解决呢？先教大家一个简单易行的方法。顺时针按摩可以促进胃气的流转，缓解胃胀的症状，适当的运动也可以令气血流动，改善情况。如果这些的疗效都不满意的话，就有必要寻求医生的帮助了，中医药对缓解胃胀非常有效。如果喝中药困难的话，可以用健脾理气、降逆和胃的中药调成膏药贴在肚脐上，也可以达到同样的效果，常用的药物有枳壳、厚朴、白术、茯苓、丁香、木香等。当然，针灸治疗也是不错的选择，临床上常选取足三里、天枢、合谷、中脘等穴位，同时也可以配合艾灸。在小药店买一个灸盒自己在家艾灸就可以，操作很方便，还能防止烫伤，配合饮食调整、适量运动等，往往能得到不错的效果。

02 胃病能吃『发物』吗

马大姐一直很注重养胃，特别是在吃吃喝喝的问题上。本来马大姐最大的乐趣就是烧两个拿手菜，结果最近街坊邻居都在说发物的事情。有说海鲜不能吃的，有说牛羊肉不能吃的，还有说韭菜、香菜不能吃的。这下马大姐犯难了，究竟哪些食材算是"发物"呢？有胃病是不是不能吃呢？

概括地讲，发物是中医常提的概念，是指富于营养，或有刺激性，特别容易诱发某些疾病（尤其是旧病宿疾）或加重已发疾病的食物。有些人吃了海鲜，身上就会起好多风团，又红又肿、痒不可耐，那么海鲜对他而言就是发物；还有些人平素就容易上火、口舌生疮，吃过韭菜、辣椒等之后，口疮会更重，那么韭菜、辣椒等对他而言就是发物。可见，所谓的"发物"，对大家来说并不是完全一样的。毕竟大家的体质禀赋千差万别，身体对各种食物的反应也会存在差异。有些人口中的"蜜糖"，或许就是他人口中的"砒霜"。因此，宽泛地说，凡是食用之后令身体不适的，便可纳入自己的"发物"名单。

那海鲜、韭菜之类，到底是能吃还是不能吃呢？关于这个问题，考虑到两个方面就好。一方面是食物的种类。如果某种食物容易引起自己的种种不适，那么平时就要适当地减少这种食物的摄入。所谓的"发物"并非日常饮食的绝对禁忌，而应当在摄入时更加注意餐量、搭配、烹饪等，避免餐后出现不适。另一方面是食物的数量。无论吃什么东西，都应以八分饱为度，避免吃得过多引起不适。中医讲究"饮食自倍，肠胃乃伤"，暴饮暴食往往更容易令脾胃受伤。具体来讲，比如马大姐吃海鲜之后容易胃胀，那就可以逐渐减少海鲜的摄入量，直到餐后没有明显不适就可以了。

总结起来就是两句话：避免不适、吃八分饱。您记住了吗？

胃，你好吗

03

老中医教你调理慢性胃炎

王阿姨最近胃胀的毛病好了不少，但是前段时间单位体检，做了个胃镜一查是慢性胃炎，可给王阿姨担心坏了。这慢性胃炎怎么治？吃中药可以调理好吗？

各位朋友放宽心，慢性胃炎别担心，中医治胃有妙招，饮食情志针药灵。

什么是慢性胃炎呢？慢性胃炎是一个现代医学的诊断，是多种慢性胃黏膜炎性病变的统称。如果出现了消化不良的症状，比如食欲不振、腹胀腹痛等，就建议大家去做个胃镜，看看是不是存在慢性胃炎。那么，慢性胃炎严重吗？好治吗？宽泛地讲，大部分症状较轻的慢性胃炎，在坚持治疗的情况下都能稳定甚至逆转。所以，尽早干预、坚持治疗，是调理慢性胃炎的关键原则。

那中医调理慢性胃炎，有什么妙招呢？

第一个妙招，就是食养。中医认为，脾胃为后天之本，得宠着、养着才行。具体怎么养呢？一是要饮食规律、节制，不能暴饮暴食，正如老生常谈的那句"饮食自倍，肠胃乃伤"。要是一下子来了太多食物，把胃累坏了，人体可受不了。二是要吃好消化的食物。平时我们总觉得胃特别能干，什么大鱼大肉、烧烤海鲜、生的冷的都往肚子里塞，虽然这些东西咬咬牙也能消化得了，但是让胃这么累，我们是否考虑过胃的感受呢？所以食养一要节制餐量，二要易于消化。

第二个妙招，就是情志养生。大家可能都有这样的体验，如果最近工作压力大，或者烦心事多，可能吃饭都不香了。作为身体的一部分，胃的情绪也受人情绪的影响。要是我们每天唉声叹气，胃自然也很难愉快地工作，致使工作效率低下，进而影响消化。因此，保持情志舒畅，也是养胃的关键。

第三个妙招，就是针灸中药调理脾胃。如果简单的饮食和情志调理不能有效地改善，说明胃所遇到的困难已经无法自己解决了，需要外界的帮助，这时可以尝试接受中医治疗。针灸和中药能够温中散寒、行气导滞，还能够扶助正气、固本培元，令虚弱的脾胃得到休息，逐渐恢复元气，从而更好地进行消化工作。五花八门的中药里，有很多药食同源的中药能发挥出特别的作用，比如山楂能够消食化积；山药能够益气养阴；紫苏能够行气宽中等。

如果有受到胃炎困扰的朋友，不妨可以试一下！

04 你真的是胃寒脾虚吗

许大姐前段时间不吃鱼不吃肉，一天三餐绿叶菜，本来觉得是在养胃，没想到踏进了养胃的误区，这几天反而有些不想吃饭了，吃啥都不香。而且，许大姐这些年来一直是一吃凉的就肚子疼。她给邻居说了之后，邻居脱口而出："你这是脾虚呀，而且胃寒，去做艾灸吧，可管用了。"可许大姐有疑虑——胃寒脾虚到底是怎么一回事？我是胃寒脾虚吗？艾灸能治好吗？

首先，让我们来认识一下脾胃这对好兄弟的功能。传统医学是把脾胃的功能是分开来看的，胃主受纳腐熟，脾主运化。这是什么意思呢？在人体精密的消化车间，胃像容器一样盛着我们吃下去的食物，同时还像一个初级加工厂，对食物进行初步消化研磨；而脾则是通过消化吸收，把我们吃进去的食物转化为水谷精微，也就是我们常说的营养物质，散布到全身需要的地方。脾胃两兄弟通力合作，共同完成了对食物的消化吸收和水谷精微的输布排泄。

脾虚胃寒就是脾胃的阳气虚衰了。中医讲阳主功能，阳气不足功能自然不如从前，就不能像之前那样正常工作了。脾虚，工作自然懈怠，水谷不能够得以运化，就会出现食欲下降、吃啥都不香、浑身没劲儿、肚子胀等症状；而胃寒，工作能力也会下降，食物就会堆积不下，出现胃胀不适。另外，寒邪还可能让我们一吃凉的就肚子不舒服，整个人可能也会怕冷。

脾虚胃寒大多跟平时的饮食习惯息息相关，也就是我们常说的"病从口入"。换言之，一些不恰当的饮食习惯就是导致脾虚胃寒的"罪魁祸首"。比如暴饮暴食给了胃太大压力，超过了其承受范围，就会导致脾胃受损，也就是《黄帝内经》中所说的"饮食自倍，脾胃乃伤"。这时候，我们应该像一句谚语说的那样，"宁可锅中放，不让肚饱胀"。另外，如果贪食生冷就会使人体本身的阳气受损，温煦的功能下降，脾胃处于一种"寒冷"的状态。当胃像一个冰疙瘩一样存在于我们体内，就会让我们出现怕冷、吃不了凉的情况。所以，平时的饮食还是要注意。

当然，胃寒脾虚不仅仅和吃有关，还和一些生活细节相关。中医讲"胃喜暖恶寒"，就是说胃对温度很敏感。所以在天气变冷的时候，就要注意添加衣物保暖，避免受寒。还要保持愉悦的心情。毕竟，心情郁闷的时候吃饭又怎么会香呢？这也就是中医讲的"思伤脾"了。

另外，有的人一生病往往乱吃药，不辨寒热虚实，一股脑儿都吃到肚子里，这样首先受损的就是脾胃这对难兄难弟。

许大姐以前没接触过艾灸，这次去做了艾灸，没想到效果还挺好，近来又能好好吃饭，吃啥啥香了。艾灸作为一种重要而又独具特色的传统疗法从古至今传承了上千年，用于治疗胃寒脾虚自然不在话下。既能温通经络、行气散寒，又能温补中气、养胃护胃，胃寒脾虚的朋友们不妨一试！

05

中医助力术后快速康复

做完胃肠手术后，能不能用中医方法促进康复？大家可能有疑问，中医又不做手术，清楚手术是怎么回事吗？那么，今天我们就一起来看看，中医到底是用什么样的方法，如何促进康复的。这需要先从中医对胃肠手术后肠道功能障碍的认知谈起。

如果你曾做过胃肠手术，肯定知道术后主任查房的时候除了看伤口，每天都会问的一句话就是"今天你排气/放屁了吗？"外科医生之所以会这么在意这小小的一个"屁"，其实就是看我们术后胃肠功能是否已经恢复。中医把胃肠手术后引起的一系列身体不适都归为

"脾胃运化失常"。当一个人做了胃肠手术，胃肠直接受到了刀刃的损伤，这就使得脾胃虚弱的同时人体气血亏虚。在虚弱状态下，脾胃两兄弟的工作自然会大打折扣。脾胃运化功能失常，就会出现一系列腹胀、腹痛、恶心、呕吐、呃逆等消化系统症状，这就到中医药大显身手的时候了。

在治疗方法上，不光有内服，还有外用，如中药穴位外敷、中药灌肠、中药膏摩等，还有一些非药物治疗，如针灸、皮内针疗法、耳穴压丸等。绝大部分胃肠术后的患者都属于脾胃虚弱、中气虚损，所以在治疗上多给予益气健脾、理气和胃的汤药，如参苓白术散、香砂六君汤等。这些汤药都可以有效地改善症状、促进消化功能、增加食欲。也有些在手术中气血津液受损比较严重的患者，术后不能进食，加重气血亏虚，导致气血大伤。这时候中医治疗就会选用一些滋养胃阴、补气养血的汤药，如黄芪补血汤、八珍汤、益胃汤等。

讲到这里可能您会说，"这手术后的病人喝口水都困难，更别提喝中药了。"这个不用犯愁，中医外治的办法也可以起到同样的疗效，而且外治简单易行，没有明显的不良反应。其中最常用的就是穴位贴敷了，一般会用一些健脾、理气、和胃的中药外敷。治疗胃肠功能紊乱最常贴敷的穴位是神阙穴，也就是肚脐的位置。这个穴位很好找，医生开了处方之后自己回家贴敷就可以，非常方便。还有像针灸、皮内针疗法、耳穴压丸等的治疗，都可以通过经络腧穴的刺激促进胃肠道功能的恢复。

所以，下次如果有朋友问您："我做了胃肠手术，能用中医方法促进康复吗？"相信您一定可以给他讲得头头是道！

胃瘫病人应该知道的针灸治疗

06

李先生有个亲戚是胃癌，做完手术后一直不太舒服，肚子有些疼有些胀，食欲不好，有时候还会恶心、呕吐。中药汤药、中药外敷、艾灸等各种方法都试了也没起作用，本来都已经心灰意冷了，结果偶然间听人说可以试试针灸，就抱着一试的态度接受了针灸治疗。没想到做了五个疗程针灸之后症状竟然大大缓解，现在逢人就夸"老祖宗传下来的东西还是管用！"

李先生亲戚的情况即胃癌术后的胃瘫综合征，主要原因就是手术后脾胃受损、升降失常。在中医疗法中，药物治疗只是其中的冰山一角，还有历史悠久的针灸治疗。如果把人的整个身体比作一个药库，每一个穴位其实就是一味药。通过将各个穴位配伍进行简单的针刺刺激就可以起到整体治疗与保健的作用，这和中药治疗中多味中药相伍合成一张方子最终共同起效的原理是相通的。

另外，针灸治疗不光操作简便，一些常见的穴位患者朋友们也很容易掌握，虽然不能自己在家扎针，但是可以找到这些穴位进行艾灸，也可以帮助胃肠恢复功能，投入到正常的消化工作中。比如关元穴，也就是人们常说的"丹田"，是人体真气、元气发生的地方，因此针刺、艾灸关元穴可以增强体质，调节胃肠道功能。又如气海穴，"气"就是人体呼出吸入的气息，"海"就是海洋，意喻广大深远，"气海"顾名思义，就是"气息汇聚的海洋"，刺激它能使人体气机循环不息，在治疗脾胃病上更是效果明显。上脘、中脘、下脘这三穴对应胃的位置，刺激这些穴位对一系列胃肠道症状均有疗效。又如足三里穴，中医讲"肚腹三里留"，就是说肚子不舒服的时候一般选择足三里穴加以刺激，效果很不错。民间也有句俗语讲"艾灸足三里，胜吃老母鸡"，足见足三里穴是补脾胃——后天之本的要穴。所以，当您身边有胃瘫的患者朋友时，千万别忘了提醒他来试试古老而有效的针灸疗法，相信您会收到意想不到的疗效反馈。

总之，胃就像一个淘气的小朋友，能给我们带来很多快乐和幸福，同时也需要好好关心、好好爱护。作为后天之本，胃只有在日常生活中得到细心呵护，才能正常工作，令身体气血充盈、正气充沛、神完气足。如果胃总是不舒服，自己又调理不好的话，也不妨找正规的中医看看，毕竟中医在养胃方面还是有一手的。针灸、中药，包括艾灸、膏摩、振腹推拿等各种治疗手段，对于缓解肠胃方面的不适都有很好的作用，各位读者朋友们不妨也试试。

本书参考文献

1. DU Y, RONG S, SUN Y, et al. Association between frequency of eating away-from-home meals and risk of all-cause and cause-specific mortality[J]. Journal of The Academy of Nutrition and Dietetics, 2021, 121（9）: 1741-1749.

2. SUSMANN H P, SCHAIDER L A, RODGERS K M, et al. Dietary habits related to food packaging and population exposure to PFASs[J]. Environmental Health Perspectives, 2019, 127（10）: 107003.

3. PARK H J, AHN J Y, JUNG H Y, et al. Clinical characteristics and outcomes for gastric cancer patients aged 18-30 years[J]. Gastric Cancer, 2014, 17（4）: 649-660.

4. KIM H W, KIM J H, LIM B J, et al. Sex disparity in gastric cancer: female sex is a poor prognostic factor for advanced gastric cancer[J]. Annals of Surgical Oncology, 2016, 23（13）: 4344-4351.

5. EUROPEAN CHAPTER OF INTERNATIONAL GASTRIC CANCER ASSOCIATION. Consensus on the pathological definition and classification of poorly cohesive gastric carcinoma[J]. Gastric Cancer, 2019, 22（1）: 1-9.

6. 王学高，刘爱民，刘荣海，等. 盐城市 35 岁以上居民胃癌发病影响因素的条件 Logistic 回归分析 [J]. 预防医学论坛，2007（11）: 963-965.

7. NAS A, MIRZA N, HÄGELE F, et al. Impact of breakfast skipping compared with dinner skipping on regulation of energy balance and ¨metabolic risk¨ [J]. American Journal of Clinical Nutrition, 2017, 105（6）: 1351-1361.

8. PEERY A F, SANDLER R S, GALANKO J A, et al. Risk factors for hemorrhoids on screening colonoscopy[J]. PLoS One, 2015, 10（9）: e0139100.

9. DE MARCO S, TISO D. Lifestyle and risk factors in hemorrhoidal disease[J]. Frontiers in Surgery, 2021, 8: 729166.

10. GILCHRIST S C, HOWARD V J, AKINYEMIJU T, et al. Association of sedentary behavior with cancer mortality in middle-aged and older us adults[J]. JAMA Oncology, 2020, 6（8）: 1210-1217.

11. 秦敬柱，袁长海，张加胜，等 . 我国胃癌患者年轻化趋势的原因分析 [J]. 中国初级卫生保健, 2009, 23（08）: 10-11.

12. BERGQUIST J R, LEITING J L, HABERMANN E B, et al. Early-onset gastric cancer is a distinct disease with worrisome trends and oncogenic features[J]. Surgery, 2019, 166（4）: 547-555.

13. ANDERSON W F, CAMARGO M C, FRAUMENI J F JR, et al. Age-specific trends in incidence of noncardia gastric cancer in US adults[J]. The Journal of the American Medical

胃，你好吗

Association, 2010, 303（17）: 1723-1728.

14. 唐旭东，王萍，卞立群，等．胃食管反流病的流行病学研究 [J].
现代消化及介入诊疗，2008（01）: 22-27.

15. 林金坤，胡品津，陈为，等．胃食管反流病诊断方法及抑酸治疗
试验评价 [J]．中国医师杂志，2002（02）: 129-131.

16. NILSSON M, JOHNSEN R, YE W, et al. Lifestyle related
risk factors in the aetiology of gastro-oesophageal reflux[J].
Gut, 2004, 53（12）: 1730-1735.

17. LOCKE G R 3RD, TALLEY N J, FETT S L, et al. Risk
factors associated with symptoms of gastroesophageal
reflux[J]. American Journal of Medicine, 1999, 106（6）:
642-649.

18. MURRAY L, JOHNSTON B, LANE A, et al. Relationship
between body mass and gastro-oesophageal reflux
symptoms : The Bristol Helicobacter Project[J]. International
Journal of Epidemiology, 2003, 32（4）: 645-650.

19. LÓPEZ-CARRILLO L, HERNÁNDEZ AVILA M, DUBROW
R. Chili pepper consumption and gastric cancer in Mexico :
a case-control study[J]. American Journal of Epidemiology,
1994, 139（3）: 263-271.

20. RAYMAN M P. Selenium and human health[J]. Lancet, 2012,
379（9822）: 1256-1268.

21. VINCETI M, FILIPPINI T, DEL GIOVANE C, et al.

Selenium for preventing cancer[J]. Cochrane Database of Systematic Reviews, 2018, 1（1）: CD005195.

22. LÓPEZ-CARRILLO L, LÓPEZ-CERVANTES M, ROBLES-DÍAZ G, et al. Capsaicin consumption, Helicobacter pylori positivity and gastric cancer in Mexico[J]. International Journal of Cancer, 2003, 106（2）: 277-282.

23. SATYANARAYANA MN. Capsaicin and gastric ulcers[J]. Critical Reviews in Food Science and Nutrition, 2006, 46（4）: 275-328.

24. 詹锐, 汤绍辉. 辣椒摄入与胃癌发病风险关系的 Meta 分析 [J]. 中国循证医学杂志, 2019, 19（09）: 1030-1036.

25. GBD 2017 DIET COLLABORATORS. Health effects of dietary risks in 195 countries, 1990-2017: a systematic analysis for the Global Burden of Disease Study 2017[J]. Lancet, 2019, 393（10184）: 1958-1972.

26. 林慧, 梅全喜. 韭菜药用价值的研究进展 [J]. 今日药学, 2013, 23（10）: 702-704.27.

27. HUANG T, ZHOU F, YUAN X, et al. Reactive oxygen species are involved in the development of gastric cancer and gastric cancer-related depression through abl1-mediated inflammation signaling pathway[J]. Oxidative Medicine and Cellular Longevity, 2019, 2019: 5813985.

28. RUMGAY H, SHIELD K, CHARVAT H, et al. Global burden

胃，你好吗

of cancer in 2020 attributable to alcohol consumption: a population-based study[J]. Lancet Oncology, 2021, 22 (8): 1071-1080.

29. BULL F C, AL-ANSARI S S, BIDDLE S, et al. World Health Organization 2020 guidelines on physical activity and sedentary behaviour[J]. British Journal of Sports Medicine, 2020, 54 (24): 1451-1462.

30. JAPANESE GASTRIC CANCER ASSOCIATION. Japanese gastric cancer treatment guidelines 2018 (5th edition) [J]. Gastric Cancer, 2021, 24 (1): 1-21.

31. EDGREN G, HJALGRIM H, ROSTGAARD K, et al. Risk of gastric cancer and peptic ulcers in relation to ABO blood type: a cohort study[J]. American Journal of Epidemiology, 2010, 172 (11): 1280-1285.

32. MAO Y, YANG W, QI Q, et al. Blood groups A and AB are associated with increased gastric cancer risk: evidence from a large genetic study and systematic review[J]. BMC Cancer, 2019, 19 (1): 164.

33. MAGIC TRIAL PARTICIPANTS. Perioperative chemotherapy versus surgery alone for resectable gastroesophageal cancer[J]. New England Journal of Medicine, 2006, 355 (1): 11-20.

34. SARKAR A, LEHTO SM, HARTY S, et al. Psychobiotics

and the manipulation of bacteria–gut–brain signals[J]. Trends in Neurosciences, 2016, 39（11）: 763–781.

35. VACCARO A, KAPLAN DOR Y, NAMBARA K, et al. Sleep loss can cause death through accumulation of reactive oxygen species in the gut[J]. Cell, 2020, 181（6）: 1307–1328.

36. 马翩翩, 吕学梁. 工作时间与工作满意度、生活满意度——对于996 的思考 [J]. 青岛大学学报（自然科学版）, 2020, 33（02）: 101–109.

37. RUMGAY H, SHIELD K, CHARVAT H, et al. Global burden of cancer in 2020 attributable to alcohol consumption: a population–based study[J]. Lancet Oncology, 2021, 22（8）: 1071–1080.

38. KIM J L, KIM S G, LEE A, et al. Long–term natural history after endoscopic resection for gastric dysplasia[J]. Surgical Endoscopy and Other Interventional Techniques, 2021, 35（9）: 5247–5255.

39. DIXON M F. Gastrointestinal epithelial neoplasia: Vienna revisited[J]. Gut, 2002, 51（1）: 130–131.

40. 薛猛, 王良静. 胃黏膜异型增生的诊治策略 [J]. 胃肠病学, 2017, 22（09）: 513–516.

41. CHEN W, XIA C, ZHENG R, et al. Disparities by province, age, and sex in site–specific cancer burden attributable to 23 potentially modifiable risk factors in China: a comparative

胃，你好吗

risk assessment[J]. Lancet Global Health, 2019, 7 (2): 257-269.

42. STECK S E, MURPHY E A. Dietary patterns and cancer risk[J]. Nature Reviews Cancer, 2020, 20 (2): 125-138.

43. 李子禹, 闫超, 李沈. 胃癌围手术期营养治疗中国专家共识（2019 版）[J]. 中国实用外科杂志, 2020, 40 (02): 145-151.

44. HAYAKAWA Y, SAKITANI K, KONISHI M, et al. Nerve growth factor promotes gastric tumorigenesis through aberrant cholinergic signaling[J]. Cancer Cell, 2017, 31 (1): 21-34.

45. 叶晓芬, 蔡建庭. 消化性溃疡复发的原因及防治策略 [J]. 国际消化病杂志, 2008 (02): 130-131, 135.

46. 北京市科委重大项目《早期胃癌治疗规范研究》专家组. 早期胃癌内镜下规范化切除的专家共识意见（2018，北京）[J]. 中华消化内镜杂志, 2019, 36 (06): 381-392.

47. 中华医学会消化内镜学分会外科学组, 中国医师协会内镜医师分会消化内镜专业委员会, 中华医学会外科学分会胃肠外科学组. 中国消化道黏膜下肿瘤内镜诊治专家共识（2018 版）[J]. 中华胃肠外科杂志, 2018, 21 (8): 12.

48. GIBSON GR, ROBERFROID MB. Dietary modulation of the human colonic microbiota: introducing the concept of prebiotics[J]. Journal of Nutrition. 1995, 125 (6): 1401-1412.

49. PAIVA IHR, DUARTE-SILVA E, PEIXOTO C A. The role of prebiotics in cognition, anxiety, and depression[J]. European Neuropsychopharmacology. 2020, 34: 1-18.

52检